Schirner Verlag

Die Psychotherapeutin Dr. Leonie Zander, Jahrgang 1944, studierte Ethnologie und Religionsgeschichte an der Universität Zürich sowie Analytische Psychologie am C.G. Jung Institut in Zürich. Durch die Krankheit ihres Hundes lernte sie alternative Heilmethoden kennen. Die enormen Heilerfolge bewogen sie dazu, sich dieses Wissen selbst anzueignen. Sie nennt ihre Arbeit AIM (Angewandte Informations-Methode) und gibt ihr Können in Seminaren und Ausbildungszyklen weiter, in denen sie uns lehrt, wie wir mithilfe von Symbolen, Farben und Klängen Energieblockaden lösen und unsere Selbstheilungskräfte entfalten können. Zudem führt sie eine eigene psychotherapeutische Praxis und arbeitet an einer kaufmännischen Berufsschule als Dozentin für Ethnologie und Psychologie.

www.leonie-zander.ch

Wir dürfen und können die Verantwortung für unser Wohlbefinden übernehmen. Getreu dem Motto »jeder ist seines Glückes Schmied« liegt es an uns, ob wir aktiv zu unserem inneren Gleichgewicht finden wollen. Und das geht ganz einfach und ohne Nebenwirkungen. Die Angewandte Informations-Methode (AIM) zeigt uns, wie wir auf natürliche Weise positiv auf unseren Körper und unsere Psyche einwirken können. Mit einer Kombination von Zeichen, Symbolen, Farben und Klängen werden blockierte Energien – die mit dem Tensor (Einhandrute) festgestellt werden – gelöst, was dem Körper die Möglichkeit zurückgibt, seine Selbstheilungskräfte zu entfalten. Anhand vieler Beispiele aus der Praxis wird die Anwendung von AIM im vorliegenden Buch fundiert, verständlich und inspirierend beschrieben und dargestellt – eine energetische Hausapotheke sowohl für Laien als auch für Heilpraktiker.

Dr. Leonie Zander

AIM

Angewandte Informations-Methode

*Energie-Balance durch Symbole,
Farben und Klänge
– Ein Praxisbuch*

Schirner Verlag

ISBN 978-3-89767-388-5

Dr. Leonie Zander: AIM

Umschlag: Murat Karaçay

Grafiken: Abdruck der Grafiken mit freundlicher Genehmigung von Alvina M. Kreipl, Kolbermoor

Redaktion: Maike Lübbers
Satz: Maike Lübbers, Sharmila Maas
Herstellung: Reyhani Druck & Verlag, Darmstadt

www.schirner.com

1. Auflage 2009

Inhalt

Jeder von euch hat es in der Hand, im Herzen, wieder ins Gleichgewicht zu kommen. Es liegt an jedem Einzelnen. Vertraut auf eure Herzen, es ist alles da, um gesund und glücklich zu werden.

Tuktu

Dank

Dieses Buch wurde von vielen »Hilfsgeistern« mitgetragen. Ohne deren tatkräftige und herzliche Unterstützung wäre die Idee, ein Buch zu schreiben, im Sande verlaufen. Auf diesem Weg möchte ich mich bei allen herzlich bedanken.

Ein großer Dank gebührt Layena Bassols Rheinfelder. In ihren Seminaren, wie auch in unseren persönlichen Gesprächen, konnte ich viel Wissen sammeln.

Danke auch an alle Kursteilnehmer/-teilnehmerinnen*. Mit Fragen und Anregungen haben sie viel dazu beigetragen, dass ich mich immer wieder neu mit allen Teilgebieten der *Angewandten Informations-Methode* auseinandersetzen und diese hinterfragen musste.

Ebenfalls danken möchte ich allen, die mir spontan ihre Fallbeispiele zur Verfügung gestellt haben. Damit ist das Buch bunt und informativ geworden. Herzlichen Dank an Christine, Claudia, Daniela, Georg, Helen, Katharina, Manuela, Susanne, Heidi, Luise, Marianne, Brigitte, Caroline und Verena.

Vielen Dank auch an Barbara Fenner, die mir Mut gemacht hat, ein Buch zu schreiben, und Claudia Illés, dass sie unermüdlich meine Entwürfe durchgesehen und mich auf Unklarheiten hingewiesen hat.

Ein weiteres Dankeschön geht an Alvina Kreipl, die mir erlaubt hat, ihre Grafiken für dieses Buch zu verwenden, und an Conchi Marti, die an einem Regensonntag die Chakrakarten malte und uns allen spontan zur Verfügung stellte.

Danken möchte ich ebenfalls Claudia Kaibe, die mich auf diesen Weg gebracht hat.

Danken möchte ich auch allen im Literaturverzeichnis aufgeführten Autoren, die mich mit ihren Büchern inspiriert und mein Denken und Wissen erweitert haben.

Danke auch meinem Labrador Tuktu, der alles ins Rollen brachte, und natürlich auch meinem Mann, der immer an mich glaubt und mich unterstützt.

Euch ALLEN möchte ich dieses Buch widmen.

In Freundschaft
Leonie Zander

* Aufgrund der besseren Lesbarkeit wird im Folgenden darauf verzichtet, auch die feminine Form der Begriffe aufzuführen. Wir begnügen uns mit dem generischen Maskulinum, das natürlich die weiblichen Mitglieder der verschiedenen Gruppen mit einschließt.

Anmerkungen und Hinweise

Das in diesem Buch vorgestellte Konzept baut auf jahrelanger theoretischer und praktischer Arbeit zum Thema Beratung Hilfe suchender Menschen auf. Sämtliche in diesem Buch beschriebenen Angaben und Empfehlungen erfolgen jedoch ohne jegliche Gewährleistung, Garantie oder Haftung seitens des Verlages, der Redaktion oder der Autorin.

Es sei ausdrücklich darauf hingewiesen, dass weder das vorliegende Konzept als Ganzes noch Teilbereiche daraus eine ärztliche Betreuung und medizinische Behandlung ersetzen können oder wollen. Die vorgestellten Techniken und ausgesprochenen Empfehlungen sollten mit dem jeweiligen Arzt des Vertrauens individuell durchgesprochen werden. Danach kann sich der Leser in voller Eigenverantwortung persönlich selbst entscheiden, was er tun möchte.

1. Vorwort

Eine neue Lebenssicht

Nie hätte ich gedacht, dass ein Tag im Frühling 2001 mein Leben und meine Lebenssicht so völlig verändern würde.

An einem Sonntag lud mein Mann drei Kollegen zum Mittagessen ein. Während die drei Männer vergnügt das Essen vorbereiteten, fand ich mich mit drei mir völlig unbekannten Frauen im Garten sitzend und Konversation übend. Meine beiden Hunde leisteten uns – wenn sie nicht gerade in der Küche waren – Gesellschaft. Tuktu, mein heller Labrador, hinkte stark und wir hatten durch ihn ein Gesprächsthema gefunden. Ich erzählte, dass er zwischen seinen Zehen an der Vorderpfote einen Abszess habe, der immer wieder aufgehe und ihn sichtlich schmerze. Seit einem halben Jahr versuchte der Tierarzt dieses Leiden mit Cortison und/oder Antibiotika in den Griff zu bekommen, leider ohne Erfolg. Tuktu hinkte, und dieses Hinken machte mir mehr Sorgen als der Abszess, denn seine Fehlhaltung konnte andere Probleme nach sich ziehen. Auch zeigte er – ein früher so fröhlicher und übermütiger Hund – depressive Verstimmungen.

Als ich mit meiner Erzählung fertig war, fragte mich Claudia, eine der Frauen, ob sie etwas versuchen dürfe, und holte aus ihrer Tasche eine Einhandrute. Voller Neugierde schauten wir, was da kommen würde. Sie legte ihren linken Zeigefinger auf den Abszess, und mit der rechten Hand hielt sie die Einhandrute, die sich kreisförmig nach links zu bewegen begann. Nun verlangte sie eine alte Socke, malte ein Zeichen darauf und zog sie über die Pfote des Hundes, sodass das Zeichen auf der Schmerzstelle lag. In der Zwischenzeit waren auch die Herren neugierig geworden, was sich in unserer Frauengruppe so tat, und wurden Zeugen eines wahren Wunders. Kaum hatte Tuktu die Socke an, fing er an, fröhlich und *ohne zu hinken* herumzuspringen. Völlig überrascht und sprachlos sahen mein Mann und ich diesem Wandel zu. Der Abszess war natürlich nicht weg, aber offensichtlich die Schmerzen.

Es folgte nun eine Zeit, die mein Weltbild so richtig auf den Kopf stellte. Als Akademikerin musste ich erleben, dass der klassische Ansatz der Wissenschaft – nämlich zu analysieren, um so den Grund eines Problems zu erfassen – teilweise einfach nicht zum Erfolg führt. Erfolgreich dagegen war diese so einfache Methode, die eventuelle Blockaden mit einem Tensor (einer Einhandrute) feststellt und dann die Schwingungen mit einigen wenigen Zeichen wieder in Harmonie bringt bzw. ihr Fließgleichgewicht wiederherstellt. Ich war fasziniert, bestürzt, verwirrt ... – und wurde von Claudia abhängig. Der Gedanke, dass ich selbst mit einer Rute würde arbeiten können, kam mir gar nicht in den Sinn. Irgendetwas »Hexenhaftes« war doch sicher an dieser Arbeit, so zumindest dachte ich.

Meine Abhängigkeit wurde zur Sucht und sicher bin ich Claudia mehr als lästig gewesen mit meinen ständigen Anrufen. Und da das Wort »Sucht« von »suchen« kommt, machte ich mich im Jahr 2002 kurz entschlossen daran, alles selbst zu erlernen.

Ab Februar 2002 absolvierte ich in Wolfratshausen bei München den Ausbildungszyklus, schloss im Herbst mit dem Diplom ab und hängte noch im selben Jahr die Ausbildung zur Seminarleiterin an. Nun begann ich, selbst Kurse zu geben und vielen Menschen zu zeigen, wie einfach es ist, mit der Rute zu arbeiten, und wie vielfältig die Möglichkeiten sind, die eigenen Heilungskräfte wieder zum Fließen zu bringen.

Eine wunderbare Fügung brachte es mit sich, dass ich Layena Bassols Rheinfelder kennenlernen durfte. Sie unterrichtet an ihrem Institut *PraNeoHom*® (eine Kurzform für »Praxisorientierte Neue Homöopathie«) im deutschen Herrsching. Bei ihr durchlief ich nochmals die Kurse und konnte eine große Fülle bereichernder Erkenntnisse und Erfahrungen mit nach Hause nehmen.

Als Geisteswissenschaftlerin sagt mir die Bezeichnung »Homöopathie«, auch wenn sie mit Adjektiven ergänzt wird, nicht zu. Denn »Homöopathie«, ein griechischstämmiges Wort, heißt übersetzt »ähnliches Leiden«, und so arbeitet die klassische Homöopathie ja auch, nämlich indem sie Ähnliches mit Ähnlichem heilt. Dies steht ganz im Gegensatz zu unserem Ansatz. Darum habe ich mich entschlossen, die Methode anders zu nennen, nämlich *Angewandte Informations-Methode*. Dies beschreibt unsere Arbeit meiner Meinung nach zutreffender. Wir arbeiten mit gezielten *Informationen*, um Blockaden zu lösen bzw. blockierte Energien wieder freizusetzen und damit das energetische Fließgleichgewicht eines Organismus wiederherzustellen. Oder anders gesagt: Wir bringen den krank machenden Zustand in eine neue, gesundheitsfördernde *Form*, und zwar mittels spezifischer neuer Informationen, die dem geschwächten Organismus derzeit nicht oder nur unzureichend zur Verfügung stehen.

Die Bezeichnung *Angewandte Informations-Methode* gefällt mir auch deshalb, weil ihre Anfangsbuchstaben *AIM* in der Übersetzung aus dem Englischen »Ziel« bedeuten. Mein Ziel ist es, diese Methode möglichst vielen Interessierten nahezubringen, damit auch sie über dieses wunderbare einfache Mittel verfügen, bei Menschen, Tieren und Pflanzen gesunde Energien freizusetzen.

Nur wenige Jahre sind seit dem ersten Kontakt mit dieser ganzheitlichen Methode vergangen, aber wie es sich so fügt, sind mir in dieser Zeit von allen Seiten ganzheitliche Sichtweisen »zugefallen«, die meinen Horizont erweitert und mein Weltbild immer mehr verändert haben. Spannend finde ich beispielsweise, dass ich C.G. Jung – nach dessen theoretischen Grundlagen ich immerhin seit mehr als 20 Jahren meine psychotherapeutische Praxis führe – ganz neu verstanden und hoffentlich endlich begriffen habe.

Ich freue mich auf alle neuen Impulse, bin offen, wenngleich auch kritisch.

Ein Buch entsteht

Für meine Kurse in *Angewandte Informations-Methode* habe ich mit viel Engagement, aber auch viel Spaß Skripte erstellt und diese immer wieder ergänzt, überarbeitet, umgestaltet, um so den Kursteilnehmern einen möglichst informativen und übersichtlichen »roten Faden« durch die Gebiete zu liefern, welche ich mit AIM verbinde. Und plötzlich kam mir der Gedanke, die Skripte zu einem Buch umzuschreiben und damit ein breiteres Publikum zu erreichen. Zudem gibt es über diese Art der Energiearbeit noch sehr wenig Literatur. Gedacht, getan. Und so sitze ich jetzt am Computer und schreibe.

Das vorliegende Buch entspricht in seinem Aufbau den Skripten und somit auch der Abfolge der Seminare. Damit Sie die Möglichkeiten, die AIM bietet, verstehen, ist es nötig, dass ich auch auf Gebiete aus der Traditionellen Chinesischen Medizin (TCM) eingehe, vor allem auf die Erkenntnisse der Akupunktur, das Wissen über die Meridiane und die Lehre der fünf Elemente. Auch ein Verständnis der indischen Weisheit und ihrer Lehre von Chakras und Aura ist wichtig, darum gehe ich auch auf diese Themen ein. Es ist mir klar, dass ich bei all diesen verschiedenen Themenbereichen immer nur an der Oberfläche bleibe. Dieses Buch erhebt auch in keiner Weise Anspruch auf Vollständigkeit – falls das bei so komplexen Themen überhaupt möglich wäre. Wichtig ist mir, eine Grundlage und Verständnis für die ganzheitliche Denkweise zu schaffen und damit die Zusammenhänge unserer Energiearbeit aufzuzeigen.

Mit meinem Buch möchte ich ein möglichst breites Publikum ansprechen, denn die *Angewandte Informations-Methode* ist ohne großen Aufwand zu erlernen, einfach in der Anwendung und kommt fast ohne Hilfsmittel aus. Trotz ihrer Einfachheit bietet sie eine enorme Variationsbreite von Möglichkeiten, wie wir im Alltag unser Wohlbefinden und unsere Gesundheit selbstverantwortlich, eigenständig und wirksam stärken können. Es ist mir ein Anliegen, dass jeder Leser das aus dieser Methode herausnimmt, was für ihn im Moment wichtig ist. Zugleich soll die Methode zum eigenen

Forschen anspornen. In diesem Sinne hoffe ich, dass die *Angewandte Informations-Methode* auch Interessierte bereichert, die bereits in einem natürlichen Heilverfahren tätig sind.

Zürich, im August 2007

2. Die Angewandte Informations-Methode

Die *Angewandte Informations-Methode* (nachfolgend AIM) befasst sich damit, Informationen Heil bringend, also als »Medizin« im weitesten Sinne einzusetzen. Dabei geht es darum, einen aus der Harmonie bzw. aus dem Gleichgewicht geratenen Organismus wieder mit sich selbst in Einklang zu bringen.

Das Wort »Information« leitet sich ab vom lateinischen *formatio*, was »Gestaltung, Bildung« bedeutet. »Informieren« bedeutet demzufolge, etwas in eine Gestalt zu bringen, oder freier übersetzt, etwas neu zu gestalten, umzustrukturieren.

Wie alle lebenden Systeme nehmen wir Menschen kontinuierlich Informationen auf und geben Informationen ab. Durch jede Information, sei das ein Wort, ein Zeichen, ein Symbol, ein Ton, eine Geste, ein Geruch o.Ä., wird unser energetisches System beeinflusst. Das heißt, positive Informationen stärken, negative Informationen dagegen schwächen uns.

Wir alle wissen, wie heilsam oder zerstörerisch beispielsweise eine – wenn auch nur ganz beiläufig gemachte – Bemerkung sein kann, wie tief getroffen wir reagieren können und wie nachhaltig sie uns beeinflussen kann. Dass uns Worte zu höchsten Taten anspornen, aber auch krank machen können, darauf hat Freud schon vor über 100 Jahren hingewiesen.

Denn alles, jedes Wort, jedes Symbol, jedes Gefühl, jede Farbe, jeder Ton hat eine ihm spezifische Schwingung, und jede Schwingung ist Energie.

2.1 Energie

Energie spielt in der AIM eine zentrale Rolle, weshalb ich ganz an den Anfang den Energieerhaltungssatz stelle, welcher besagt:

→ **Energie kann nicht vernichtet werden, sie kann nur umgewandelt werden.**

Die Wandelbarkeit von Energie spielt überall in unserem Leben eine wichtige Rolle. Wenn wir beispielsweise Hitze erzeugen, um Wasser zu kochen, nutzen wir die physikalische Wandelbarkeit von Energie.

Auch auf psychischer Ebene hat diese Energieerhaltung selbstverständlich ihre Gültigkeit. Fühlen wir uns leer und energielos, heißt das nicht, dass wir Energie »verloren« haben, jedoch steht sie uns nicht mehr zur bewussten Verfügung, sie ist ins Unbewusste abgedrängt worden. Ist zu viel Energie im Unbewussten, kann diese gewandelte und unserem Bewusstsein entzogene Energie eine Form annehmen, die sich gegen uns richtet und uns blockiert, was zu einer Störung unseres Wohlbefindens und inneren Gleichgewichts führt. Denn verdrängte bzw. unbewusste Energie ist nicht kontrollierbar und kann sich deshalb in irgendeiner, auch in negativer Form äußern, zum Beispiel als neurotisches Symptom (Kopfweh, Migräne, Schlafstörungen, Nervosität o.Ä.). Psychologische Methoden wie die Traumanalyse versuchen deshalb, den Traum und die darin enthaltene Information zu entschlüsseln. Träume geben Impulse oder eben Informationen an unser Bewusstsein weiter und helfen uns so, das Gleichgewicht wiederherzustellen, indem uns die »gefangene« Energie wieder zur freien und damit bewussten Verfügung steht.

Die Energieform, mit der wir in der AIM in erster Linie arbeiten, ist gemeinhin unter der Bezeichnung »Lebensenergie« bekannt. Die Inder nannten sie »Prana«, in der chinesischen Tradition spricht man von »Chi« oder »Qi«. Dabei handelt es sich um eine Energie, die durch alle Organismen fließt und diese damit – nach europäischem Denken – beseelt.

Lebensenergie ist nicht riechbar, nicht tastbar und nur für ganz wenige Menschen sichtbar. Wir können sie jedoch alle fühlen und darum mit einem Tensor nachweisen.

Lebensenergie ist der Ursprung allen Seins: der Menschen, der Tiere, der Pflanzen, der Mineralien – jeglicher Materie. Materie ist, vereinfacht ausgedrückt, »gefrorene« Energie, das heißt, eine sehr langsam schwingende Energie.

Befinden wir uns in einem harmonischen Zustand, so sind wir mit uns und unserer Umgebung in einer positiven Resonanz. Im Volksmund heißt das, wir haben die »gleiche Wellenlänge«. In solchen Momenten fühlen wir uns stark und unternehmungslustig, wir sind »angetrieben« und kraftvoll. Alles fällt uns leicht, durch uns fließt positive ENERGIE.

Befinden wir uns dagegen in einem Umfeld des Unfriedens und des Neids oder sind wir anderen negativen Strömungen (Wellen) ausgesetzt, verlieren wir unsere Kraft, werden unruhig, im schlimmsten Fall krank. Wir können das auch als eine Blockade oder einen Stillstand beschreiben. Wenn wir blockiert sind, gelingt uns nichts mehr, wir wagen nichts mehr, wir kämpfen nur noch gegen diese Barriere an. Blockaden nehmen uns »den Wind aus den Segeln«.

Dass sich das ganze Umfeld stark auf unser Wohlgefühl auswirkt, zeigt sehr bildhaft zum Beispiel die japanische Tradition des Feng Shui. Hier wird darauf geachtet, dass selbst alle Gegenstände, mit denen wir uns umgeben, in einer bestimmten *Form* angeordnet sind, um so negative Energien abzuhalten und positive »anzulocken«.

2.2 Holistisches Weltbild

→ Alles ist Schwingung

→ Alles steht mit allem in Verbindung und alles wird von allem beeinflusst

→ Ein holistisches Weltbild im Gegensatz zu einem mechanistischen Weltbild

Materie besteht bekanntlich aus vielen einzelnen Atomen (griech. *átomos* = »unteilbar«). Um den Kern eines jeden Atoms kreisen die Elektronen. Hier herrscht ständige Bewegung und somit entsteht reine Schwingungsenergie, welche für jegliche Art von Materie ein ganz spezifisches Frequenzmuster erzeugt.

Wenn wir davon ausgehen, dass wir durch das ganze Umfeld sowohl positiv als auch negativ beeinflusst werden, setzt dies eine Verbindung jedes Einzelnen mit seinem Umfeld voraus. Damit sind wir bei der Vorstellung, dass alles mit allem vernetzt ist. Nur aus diesem Ansatz ist zum Beispiel die Telepathie erklärbar. Hier möchte ich die wunderbare Bereicherung für Menschen durch die »wiedergefundene« Fähigkeit, mit Tieren zu kommunizieren, erwähnen. Dies geschieht auf telepathische Weise und ist nur deshalb möglich, weil wir miteinander verbunden sind. Die gleiche Verbundenheit gilt natürlich auch für Bäume, Pflanzen, Steine und sogar einzelne Moleküle. Aufgrund dieser Verbundenheit beeinflussen sich sämtliche Organismen gegenseitig. Auch wir stehen mit unserer Umwelt in ständiger Interaktion, und je nach Schwingung kann diese Interaktion für uns gesunde oder auch schädigende Auswirkungen haben.

Wie winzig eine Energiemenge und wie groß ihre Auswirkung sein kann, macht uns der sogenannte »Schmetterlings-Effekt« deutlich: Der Meteorologe Edward Lorenz benutzte im Jahre 1960 seinen Computer, um nichtlineare Gleichungen zu lösen. Im

Laufe seiner Arbeit wollte er für die Wettervorhersage noch einige Details überprüfen und gab die gleichen Daten (Temperatur, Luftdruck, Windrichtung) nochmals ein. Diesmal rundete er jedoch die Ziffern von vormals sechs auf drei Dezimalstellen ab. Während seiner Kaffeepause ließ er den Computer arbeiten. Zurück am Arbeitsplatz erlebte er eine böse Überraschung, denn die Ergebnisse, die er nun auf seinem Bildschirm sah, waren nicht etwa nahe bei seinen früheren Vorhersagen, nein, sie waren *völlig* verschieden! Lorenz hatte durch diese winzige Veränderung zwei ganz verschiedene Wettersysteme erhalten! Aus dieser Erfahrung schloss er, dass selbst kleinste Details eine große Auswirkung haben können. Bildhaft ausgedrückt: Schon das Flattern eines Schmetterlings in Honolulu kann in New York ein Gewitter auslösen.

2.3 Morphogenetisches oder Morphisches Feld

In der Neuen Biologie geht man davon aus, dass alle Informationen, die es braucht, um einen vollständigen Organismus zu erschaffen, von Anfang an in jeder Zelle unseres Körpers angelegt bzw. gespeichert sind. Nur so ist erklärbar, weshalb sich aus dem Anfangsstadium eines Embryos, bei dem noch alle Zellen identisch sind, ein differenzierter Organismus bilden kann. Woher haben die Zellen die Informationen und das Wissen, wann und wie sie sich spezialisieren müssen, um zu den unterschiedlichen Organen, Muskeln, Knochen usw. zu werden? Eine Antwort auf solche Fragen versucht der Biologe Rupert Sheldrake mit der Vorstellung vom morphogenetischen Feld zu geben.

Das morphogenetische Feld kann man sich als die physische Aura der Erde vorstellen. Alles Wissen, alle Gedanken und Emotionen erzeugen in diesem Feld einen Abdruck, sind also als »Doppelgänger« in ihm gespeichert. Prägnante Ideen oder Fragestellungen, die mit viel Energie bzw. Engagement verfolgt werden, verdichten sich dort aufgrund des Resonanzprinzips gewissermassen zu energetischen »Ballungszentren«. Je häufiger und klarer eine Idee im morphogenetischen Feld geprägt ist, desto genauer und selbstverständlicher verwirklicht sie sich. Denn Ideen, die mit viel Energie angereichert sind, sind für alle leichter abrufbar. Das bedeutet, dass sich eine Idee umso eher materialisiert, je mehr Menschen mit ihr beschäftigt sind.

Ein einfaches Beispiel verdeutlicht dies: In der Forschung werden dieselben Entdeckungen oft zeitgleich, aber an völlig verschiedenen Orten von verschiedenen Forschungsteams gemacht. Ausgehend von der Vorstellung eines morphogenetischen Feldes würde das bedeuten, dass die Entdecker durch ihre intensive gedankliche Arbeit am gleichen Thema über dieses Feld miteinander verbunden waren und sich so

– unbewusst – beeinflusst, gestärkt und unterstützt haben. C.G. Jung hat die Idee der Verbundenheit aller Individuen schon Anfang des 20. Jahrhunderts erkannt und als das »kollektive Unbewusste« bezeichnet. Aus diesem Feld – morphogenetisches Feld oder kollektives Unbewusstes – können die gespeicherten Informationen bei Bedarf abgerufen werden. Bei der Entwicklung des Individuums geschieht dies auf unbewusstem Weg, das heißt, diese »Weisheit« ist in uns – als Bild unserer Spezies – angelegt und wird durch das morphogenetische Feld, in dem sich die Blaupause befindet, organisiert. Das bedeutet aber auch, dass wir als Individuen an einem gemeinsamen Lebensplan teilhaben, der uns alle miteinander verbindet und uns lenkt.

Diese innere Weisheit ist, wie ich finde, wundervoll illustriert in Herbert Ceruttis Geschichte »Das Thermometerhuhn«.* Er schildert, mit welch unglaublich großem Aufwand die Henne und der Hahn die Eier, also ihre Nachkommen, pflegen – und das über viele Monate. Aber sobald die Kleinen geschlüpft sind, interessieren sich die Eltern nicht mehr für ihre Küken. Und das ist auch gar nicht nötig, denn das Thermometerhuhn kann vom ersten Tag an fliegen und Nahrung suchen. Die Weisheit zum Leben ist in diesem Wesen angelegt und kommt sofort zur Entfaltung.

Durch die geschichtliche Epoche der Aufklärung und die damit verbundene analytische Betrachtungsweise ist für uns das Eingebundensein in ein über-geordnetes Ganzes verlorengegangen. Mit neueren Betrachtungsweisen – wie wir sie zum Beispiel beim Biologen Sheldrake, beim Psychologen C.G. Jung und beim Physiker F. David Peat finden – versuchen wir, an das frühere Wissen um die Ganzheit anzuknüpfen und unserem inneren Wissen (zum Beispiel unserer Intuition) wieder einen höheren Stellenwert einzuräumen.

Nur wenn wir dieses innere Wissen in uns anerkennen, ergibt die Arbeit mit einem Tensor einen Sinn. Denn die Ausschläge des Tensors sind lediglich die sichtbaren Aspekte dieses Wissens.

2.4 Energetisches Gesundheitskonzept

Leben ist ständige Bewegung. Wir sind als gesunde Menschen sowohl körperlich als auch geistig beweglich. Erst mit dem Tod treten Stillstand und Starre ein. Dieses ständige Sich-Bewegen bzw. -Erneuern wird in der indischen Religion sehr schön durch die drei wichtigsten Götter Brahma, Vishnu und Shiva dargestellt: Brahma als Gott der Schöpfung, Vishnu als Gott der Erhaltung und Shiva als Gott der Zerstörung. Und

* Cerutti Herbert: »Das Thermometerhuhn«. In: *Wenn Elefanten weinen*. Verlag NZZ, 2003.

gerade Shiva wird eine besondere Verehrung entgegengebracht, denn ohne die Zerstörung der alten Ordnung kann sich nichts Neues formieren. In Indien wird diese Idee auch mit dem Zeichen *OM* dargestellt.

Für unser Gesundheitskonzept sind vereinfacht gesagt die folgenden drei physikalischen Energiezustände von Bedeutung:

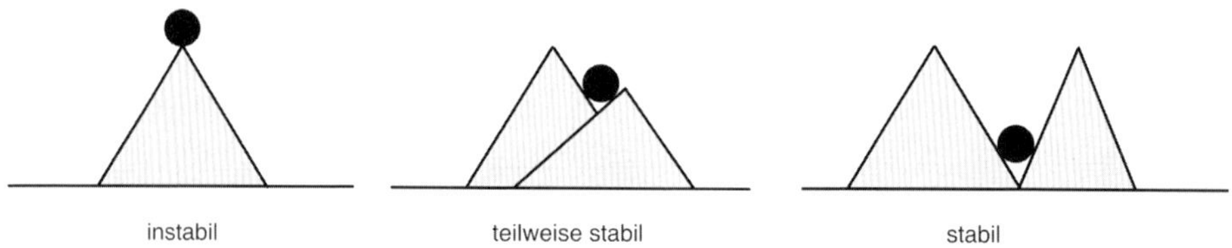

1. Instabil
Von einem instabilen Zustand sprechen wir, wenn bereits ein geringer Anstoß eine Veränderung auslösen kann. In diesem Zustand sind wir von der »Starre« am Weitesten entfernt, das heißt am »lebendigsten«, oder anders ausgedrückt: Wir erfreuen uns bester Gesundheit.

2. Teilweise stabil
Noch immer ist Beweglichkeit da, doch es braucht schon mehr Anstrengung, um eine Veränderung auszulösen. Wir benötigen mehr Energie.

3. Stabil
Hier nähern wir uns der Starre an. Die Lebensenergie ist blockiert, und vom energetischen Gesichtspunkt aus ist das mit einer schweren Krankheit gleichzusetzen.

2.4.1 Schwingungen

Zwischen uns und unserer Umwelt besteht ein permanenter Energie- und Informationsaustausch. Dieser Austausch ist unsere elektromagnetische und energetische Kommunikation und basiert auf Schwingungen. Die Schwingungen anderer Organismen treffen auf unsere eigenen, und dieses Aufeinandertreffen erzeugt eine Resonanz. Wenn die Schwingungen der Umwelt mit unseren eigenen zusammenpassen, ist die Resonanz positiv bzw. verträglich, wenn nicht, ist sie negativ bzw. unverträglich.

Auch unsere Zellen kommunizieren über Schwingungen. Sie tauschen kontinuierlich Signale aus, wodurch sämtliche Abläufe in unserem Körper gesteuert werden.

Wenn diese elektromagnetische Kommunikation, die zwischen unseren Zellen stattfindet, durch äußere, künstlich hergestellte, elektrische oder magnetische Felder gestört wird, nennen wir das Elektrosmog.

→ Der menschliche Körper reagiert auf alle auf ihn treffenden Schwingungen und tritt mit seiner Eigenschwingung zu diesen Schwingungen in Resonanz.

Resonanzverhalten zweier Schwingungen

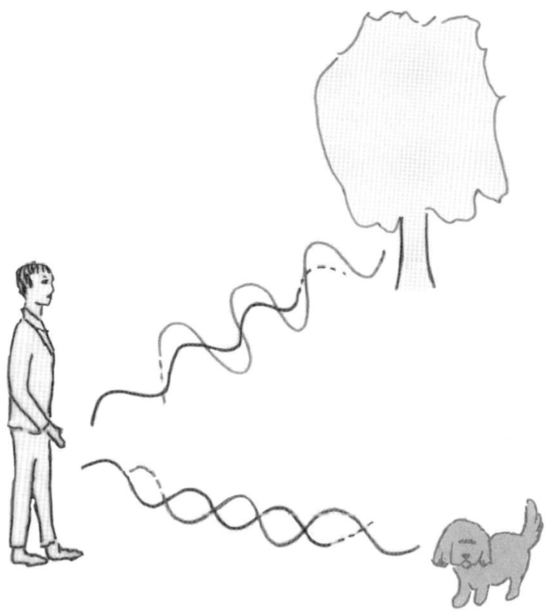

Die Schwingung des Mannes trifft auf die Schwingung des Baums. Beide Wellen haben die gleiche Frequenz, sind gleich gerichtet, haben jedoch unterschiedliche Amplituden, wobei die Schwingung des Baums eine größere Amplitude aufweist als diejenige des Mannes. Für ihn ist dieser Baum nicht nur verträglich, sondern der Baum stärkt ihn zusätzlich.

Die Schwingungen zwischen dem Mann und dem Hund hingegen unterscheiden sich in ihrer Gerichtetheit. Dies verursacht eine Schwächung der Eigenschwingung des Mannes und ist darum für ihn unverträglich, was eventuell eine Allergie auslösen kann. Wir haben die Möglichkeit, auf Schwingungen einzuwirken, sie zu harmonisieren bzw. in eine positive Resonanz zu bringen, und zwar mittels spezifischer Informationen. Eine wichtige Quelle von Informationen, mit der wir in der AIM arbeiten, sind Zeichen und Symbole. »Verschieben« wir also die Schwingung zum Hund um 180°, harmonisiert sich das Zusammenspiel der Schwingungen zwischen dem Mann und dem Hund. Im Folgenden soll aufgezeigt werden, wie wir Schwingungen mithilfe der AIM »verschieben« können.

2.4.2 Zeichen und Symbole

Das Wissen um die große Heilkraft von Zeichen und Symbolen ist uralt und besteht in so gut wie allen Kulturen. Auch in unserer Kultur wurden und werden Symbole zum Schutz vor Gefahren (auch Krankheit kann als Gefahr bezeichnet werden, denn sie ist ein Zeichen von Energieverlust) und zur Stärkung der Gesundheit eingesetzt. Aus der Fülle der Symbole werden im Folgenden einige kurz aufgeführt. Auf diejenigen Symbole, die in der AIM eine zentrale Bedeutung haben, gehe ich später noch genauer ein.

Der Kreis
Der Kreis symbolisiert Kraft und steht für Vollendung. Im Kreis fühlt man sich geschützt. Wir fühlen uns im »Freundeskreis« aufgehoben. Die stärkste Energie entwickelt der Wirbelwind. Unsere Verbundenheit mit einem anderen Menschen bezeugen wir oft mit einem Ring. Das Tipi ist kreisförmig und steht für die Geborgenheit und Geschlossenheit der Gruppe. Rituelle Tänze werden meist im Kreis getanzt. Die Trommel des Schamanen symbolisiert mit ihrer Form die Ganzheit und Vollkommenheit der Welt und gibt ihm Kraft für seine Reisen.

Der Strich
Der Strich symbolisiert die Verbindung zwischen zwei Punkten. Gleichzeitig symbolisiert er mit seinen beiden Enden auch die Polarität: links – rechts/Anfang – Ende/oben – unten usw.

Die Doppelspirale
Die Doppelspirale verkörpert für mich die beiden gegenläufigen Bewegungen, die ihrerseits eine Ganzheit darstellen. Während wir beim Strich von Dualität sprechen, stellt die Doppelspirale die dynamische Einswerdung dar. Zeichnen wir eine Doppelspirale, vollziehen wir im Zentrum der Spirale eine Umkehr, und diese Umkehr bzw. dieses »Teilzeichen« nennen wir Umkehrzeichen.

Das Umkehrzeichen
Mit dem Umkehrzeichen, das fälschlicherweise oft als Sinus bezeichnet wird, werden Energien umgelenkt, das heißt, ihre Richtung wird verändert, wie wir das bei der Doppelspirale gut sehen können.

Das Ypsilon
Das Ypsilon haben viele von uns schon als Kind »eingesetzt«. Wenn wir nicht die Wahrheit sagen wollten, wurden unsere kleinen Lügen entschärft, indem wir gleichzeitig auf unserem Rücken mit dem Zeige- und Mittelfinger ein Ypsilon bildeten. Aber auch die Natur hat sich das Ypsilon zu eigen gemacht. So bilden beispielsweise Bäume, die auf Wasseradern stehen, ein Ypsilon mit einer deutlichen Verzweigung. Offensichtlich hilft ihnen das, mit den belastenden Einflüssen von Wasseradern besser umzugehen.

Ich habe viele Bäume daraufhin »kontrolliert«, ob sie ein Y bilden, wenn sie auf Wasseradern stehen. Es stimmte ausnahmslos. (H.K.)[*]

Das Kreuz
Das Kreuz ist wohl eines der am häufigsten verwendeten Zeichen, und sein Symbolgehalt ist sehr vielfältig. Mit dem Kreuz schützen wir uns vor Gefahren. Wir bekreuzigen uns aus Ehrfurcht und schützen uns dabei gleichzeitig vor zu viel *Mana* (spirituelle Energie).

Natürlich gibt es eine große Anzahl weiterer Symbole. Ich verweise auf die Heilsymbole von Amiyo P. Trexel, die kosmischen Symbole von Diethard Stelzl, die Symbole von Aldebaran, die Runen oder die Symbole der Mayas. Auch die Traumsymbole bzw. Archetypen möchte ich in dieser rudimentären Aufzählung nicht vergessen, denn sie sind nichts anderes als Bilder, also Symbole des Unbewussten, die (auch wenn es uns nicht immer bewusst ist) unser Leben stark beeinflussen.

* Die kursiv gesetzten Texte sind Erfahrungsberichte von Anwendern und Klienten. Die Berichte, bei denen die Initialen am Ende fehlen, stammen direkt aus meiner Praxis.

Einsetzen und Bestimmen der Symbole

Es stellt sich nun die Frage, welches Symbol für uns in einer bestimmten Situation das richtige ist. Es fällt uns oft schwer, auf die Stimme unseres Körpers und unserer Seele zu hören – ganz im Gegensatz zu den Bäumen, wie wir am Beispiel der Wasseradern gesehen haben. Dennoch steckt diese intuitive Weisheit immer noch in uns – wenn auch teils verschüttet. Daher ist es möglich, in einem bestimmten entspannten Zustand (Alpha-Zustand) dieses Wissen abzurufen. Als äußere Orientierungshilfe für unsere Fragen können wir uns spezieller Instrumente bedienen, zum Beispiel eines Pendels oder – wie in der Arbeit mit der AIM – eines Tensors.

2.5 Theoretische Grundlagen zum Einsatz des Tensors

Der Tensor bzw. die Einhandrute ist ein einfaches, handliches Gerät. Wir können mit diesem Gerät ermitteln, ob wir uns körperlich und psychisch in einem ausgeglichenen Zustand befinden und ob äußere Umweltfaktoren aller Art, zum Beispiel Nahrungsmittel, ein Parfüm oder eine spezifische Farbe uns guttun. Je nach unserem Zustand oder je nachdem, wie bekömmlich ein Nahrungsmittel für uns ist, zeigt uns der Tensor mit seiner Spitze eine spezifische Bewegung an.

Die Anzahl möglicher Rutenbewegungen bzw. Rutenausschläge ist begrenzt und folgt den einfachen geometrischen Gesetzmäßigkeiten eines Kreises. Ein Kreis umfasst bekanntlich 360°. »Klappen« wir einen Kreis auseinander, erhalten wir eine Welle bzw. eine sogenannte Sinuskurve. Diese beiden Formen, also *Kreis* und *Sinuskurve*, stellen die Grundlage für die Bestimmung der Rutenausschläge dar.

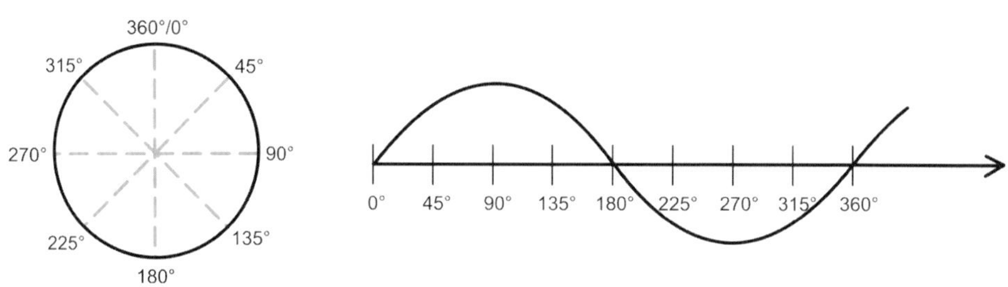

Kommen wir nochmals kurz zurück auf die Begriffe »Energie« und »Resonanz«. Sind wir in Harmonie mit uns und unserer Umwelt, so fühlen wir uns gesund und stark. Unsere Lebensenergie kann ungestört fließen. Trifft jedoch eine unverträgliche Energie, welcher Art auch immer, auf uns, zum Beispiel eine Wasserader, verbrauchen wir zusätzliche Energie, um unser Gleichgewicht aufrechtzuerhalten. Infolgedessen befinden wir uns nicht mehr im »instabilen«, sondern im »teilweise stabilen« Zustand (vgl. die drei physikalischen Energiezustände, S. 22), denn ein Teil der Energie, die wir sonst zur freien Verfügung haben, ist mit der Bewältigung des störenden Einflusses beschäftigt und insofern blockiert. Energien sind Schwingungen, und darum können wir anhand der Sinuskurve, die eine Welle darstellt, die Abweichung der Schwingungen aufzeichnen.

Wie den Kreis teilen wir auch die 360° der Sinuskurve in 45°-Schritte ein. Nun können wir die auf uns treffenden Wellen aufzeichnen und uns so eichen, dass der Tensor uns durch seine Bewegung die Abweichung anzeigt.

Bei einer Übereinstimmung der Wellen, das heißt bei gleicher Wellenlänge, gleicher Richtung und gleichem »Start«, zeigt uns die Rute einen horizontalen oder, falls wir umgekehrt »geeicht« sind, einen vertikalen Ausschlag an.

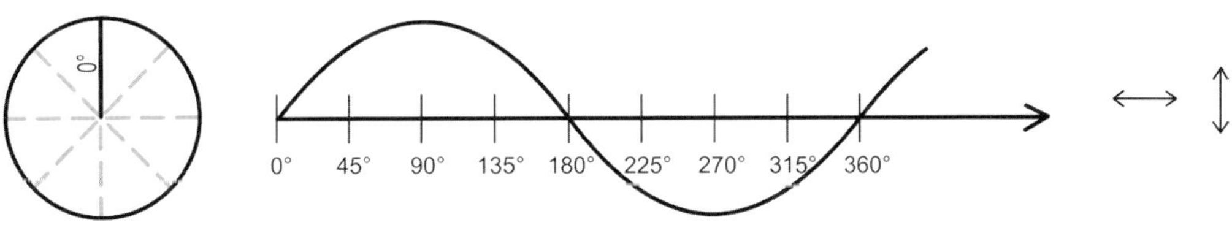

Weichen die Wellen um 45° voneinander ab, bewegt sich die Rute rechtsdrehend in einer flachen (bei vertikalem Ausschlag stehenden) Ellipse.

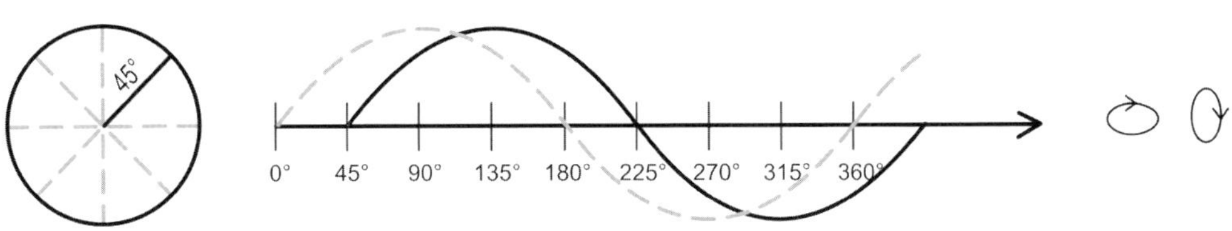

Bei einer Abweichung von 90° ist die Rechtsdrehung kreisförmig.

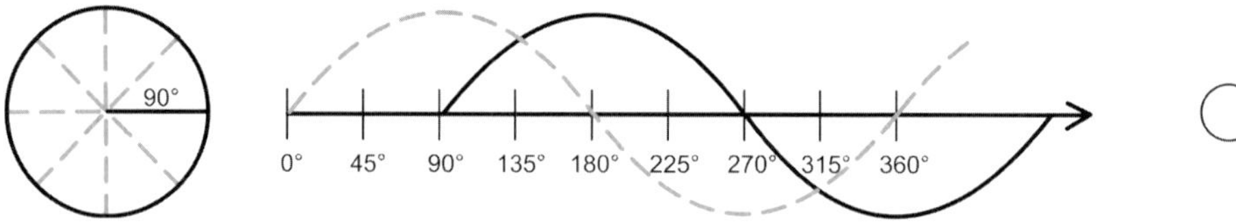

Bei 135° erhalten wir eine stehende (bzw. liegende) Ellipse, aber noch immer rechtsdrehend.

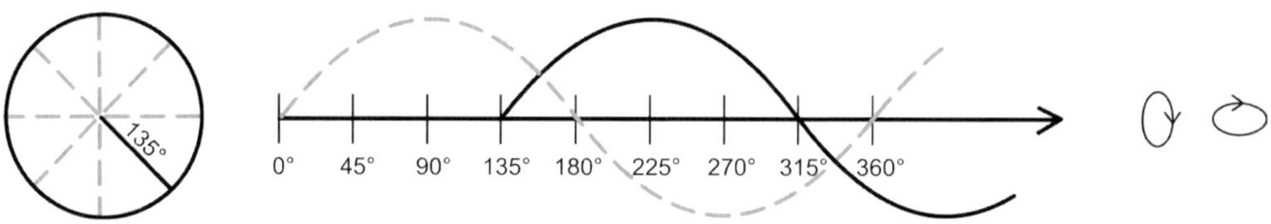

All diese Bewegungen geben uns zwar die Information, dass uns Energie abgezogen wird, aber noch sind unsere Selbstheilungskräfte stark genug, damit sich unser Organismus ohne äußere Hilfe regulieren kann.

Das ändert sich bei einer Abweichung von 180°. Wenn wir diese Situation zeichnerisch darstellen, sehen wir, dass wir nun eine Blockade haben. Damit ist – wie das Wort schon sagt – ein natürliches Fließen der Energien nicht mehr möglich. Der Rutenausschlag zeigt uns diese Blockade mit einer vertikalen (bzw. horizontalen) Bewegung an.

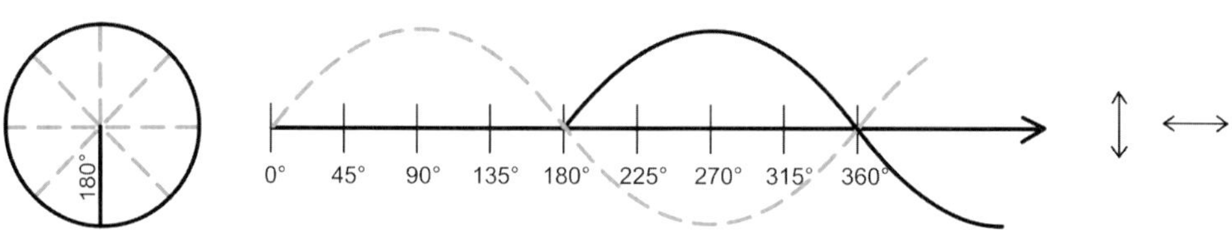

Wir können nun weiter in 45°-Schritten vorgehen und dies als modellhafte Vorstellung der Abweichung vom Gleichgewicht nehmen. Der nächste Schritt wäre somit eine Abweichung von 225°.

Bei 225° dreht sich unser Tensor nach links, und zwar in einer stehenden (bzw. liegenden) Ellipse.

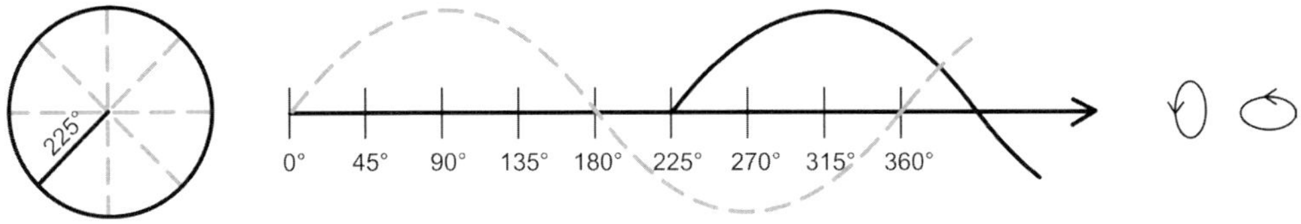

Bei 270 ° dreht sich die Einhandrute in einer kreisförmigen Bewegung nach links.

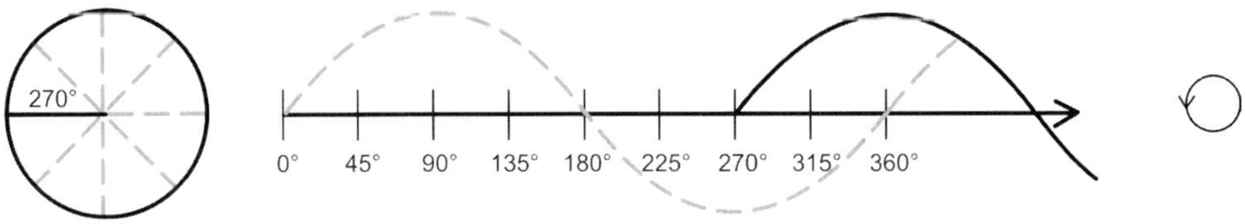

Bei 315 ° zeigt uns die Rute eine liegende (bzw. stehende) Ellipse nach links.

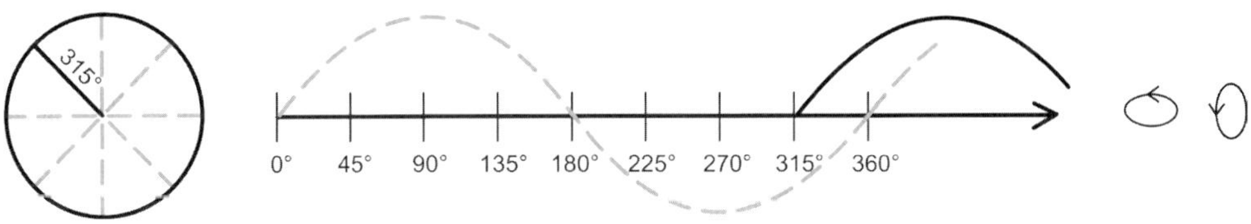

Im nächsten Schritt (360 °) haben wir den ganzen Kreis bzw. eine Welle durchlaufen, sind also wieder am Ausgangspunkt angelangt. Die Rute zeigt den gleichen Ausschlag wie zu Beginn, nämlich horizontal bzw. vertikal.

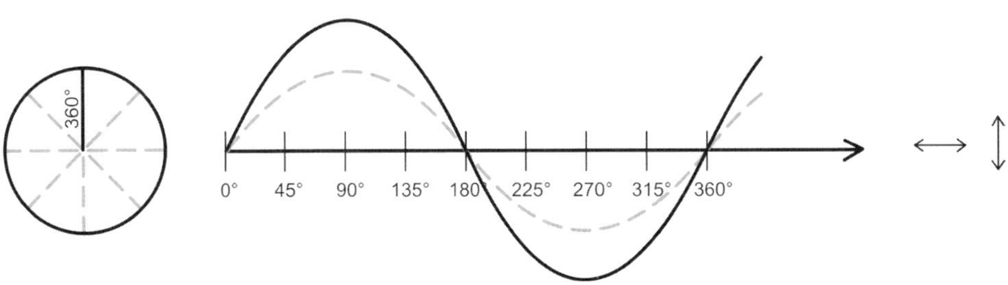

Natürlich sind die vorliegenden Ausführungen nur modellhaft zu verstehen. Denn Wellen sind nicht zwei-, sondern dreidimensional und haben verschiedene Längen, Geschwindigkeiten und Richtungen. Für unsere Arbeit ist dieses Modell jedoch ausreichend.

Die Bedeutung eines harmonischen Zusammenspiels verschiedener Schwingungen bzw. Wellen soll mit einem Beispiel veranschaulicht werden: Stellen Sie sich einen Radioapparat vor. Sind die Radiowellen und das Gerät, welches die Radiowellen aufnimmt, nicht genau aufeinander abgestimmt, wird der Empfang von durchdringenden Geräuschen gestört. Erst wenn wir das Radiogerät durch Drehen des Knopfes auf die Radiowellen abstimmen, erhalten wir einen störungsfreien, klaren Empfang.

2.5.1 Harmonisieren mit Strichkombinationen

Ähnlich wie wir einen Radioapparat durch das Drehen eines Knopfes auf die richtige Wellenlänge einstellen können, verfügen wir auch über Möglichkeiten, mithilfe einfacher Methoden die Harmonie unserer Psyche und unseres Körpers aufrechtzuerhalten oder wiederherzustellen.

Beispielsweise lässt sich ein aus dem Gleichgewicht geratener Körper mit einfachen Strichkombinationen harmonisieren. Dieses Wissen ist uralt, bereits die 5300-jährige Gletscherleiche »Ötzi« weist an ihrem Körper Strichzeichen auf. Körperbemalungen und Tätowierungen zur Stärkung der Gesundheit oder zur Aktivierung von Schutzkräften werden seit alters in vielen Kulturen praktiziert.

Mit der AIM sind wir in der Lage, ein überschaubares Repertoire an Strichkombinationen auf einfache Weise wirkungsvoll einzusetzen. Um zu wissen, welche Kombination die jeweils passende ist, müssen wir die bestehende körperliche und/oder psychische Disharmonie ermitteln. Damit kommen wir zurück auf die Abweichungen des energetischen Fließgleichgewichtes, die ich weiter oben anhand der Sinuskurve veranschaulicht habe.

Strichkombinationen

Bei einer Übereinstimmung der Wellen, also einer Abweichung von 0°, ergibt sich ein geradliniger Ausschlag, der einem Strich entspricht. Beträgt die Abweichung 45°, bedarf es zweier paralleler Striche, um das aus der Abweichung resultierende Ungleichgewicht wiederherzustellen. Bei 90° braucht es drei, bei 135° vier parallele Striche usw. Diese Reihe setzt sich bis zu sieben, manchmal sogar bis zu acht parallelen Strichen fort. Mit diesen »Strichmustern« verändern wir – genau wie mit dem Knopf am Radioapparat – die Abweichung der aufeinandertreffenden Wellen.

Wir haben festgestellt, dass ab einer 180°-Abweichung eine Blockade vorliegt, die der Körper nicht mehr ohne Weiteres selbst auflösen kann. Mit fünf parallelen, an der entsprechenden Stelle angebrachten Strichen kann die erwünschte Harmonisierung erreicht werden. Anstelle der fünf Striche kann auch das Umkehrzeichen eingesetzt werden.

Es bestehen also immer zwei Möglichkeiten: Bei einer Abweichung von 180° nutzt man entweder fünf parallele Striche oder das Umkehrzeichen, bei einer Abweichung von 225° sechs parallele Striche oder einen vertikalen Strich plus Umkehrzeichen, bei 270° entweder sieben parallele Striche oder zwei vertikale Striche plus Umkehrzeichen und bei einer Abweichung von 315° entweder acht parallele Striche oder drei vertikale Striche plus Umkehrzeichen. Welche Kombination wir jeweils verwenden sollten, können wir mit dem Tensor feststellen.

Im Juli fuhr ich als Leiterin mit einer »Hündelergruppe« in die Flumserberge. Am ersten Abend kam eine Teilnehmerin zu mir, deren 1,5-jähriger Foxterrier sehr gerötete Augen mit einem weißlichen Ausfluss hatte. Wir wussten nicht, ob dies eine Stressreaktion auf die neue Situation war oder was sonst der Auslöser gewesen sein könnte. Die Hundebesitzerin wollte ihm ihre homöopathischen Augentropfen geben, fragte mich aber zuerst, ob das für den Hund wohl auch bekömmlich sei.*

Ich testete mit dem Tensor, ob diese Tropfen für den Foxterrier verträglich seien und ob er noch etwas Zusätzliches brauchen würde. Das Ergebnis: Die Tropfen sind für den Hund verträglich und sollten ihm vier Tage lang verabreicht werden. Außerdem sollte er Schüsslersalz Nr. 3 (Ferrum phosphoricum) während fünf Tagen bekommen, dreimal täglich drei Tabletten. Am nächsten Tag waren die Augen des Hundes bereits nicht mehr gerötet, und für den Rest der Hündelerferien blieben sie klar und frei von Ausfluss.

A., eine andere Kursteilnehmerin mit einem Golden Retriever, war dabei, als der Foxterrier getestet und erfolgreich therapiert wurde. Sie fragte mich, ob ich auch etwas für ihre neunjährige Hündin tun könne. A. war zwar sehr skeptisch, aber grundsätzlich offen und bereit, sich auf das »Experiment« einzulassen.

Die Hündin hatte am Morgen fast bis zum Erbrechen gehustet, und ihr linkes Auge hatte sich etwas in die Augenhöhle zurückgezogen. Mit dem Tensor habe ich den ganzen Hundekörper nach Schmerzen ausgetestet. Dabei erhielt ich die Information: Schmerzstelle am Hals, vor allem auf der rechten Seite (8 Striche), aber auch auf der linken (3 Striche). Die Dauer der Anbringung der acht Striche auf der rechten Seite betrug eine Stunde. Mit dem

* »Hündeler« ist Schweizerdeutsch für »Hundehalter«.

Finger zeichnete ich sie auf die schmerzende Stelle. Die Hündin verlangte zusätzlich nach Schüsslersalz Nr. 7 (Magnesium phosphoricum) für zwei Tage. Der Test fand nach dem Mittagessen statt. A. hatte für sich einen ca. zweistündigen Mittagsschlaf geplant. Da die Hündin die Striche jedoch nur für eine Stunde brauchte, stellte A. den Wecker, um nach Ablauf dieser ausgetesteten Zeit die Striche »auszulöschen« und die Therapie nicht durch Überziehen der Zeit zu gefährden. Nach dem Abendessen war das Auge der Hündin wieder normal. Der Test beim Hals ergab jetzt auch auf der rechten Seite nur noch drei Striche. Mit diesem Resultat war klar, dass die Selbstheilungskräfte der Hündin nun stark genug waren, um mit dem körperlichen Problem allein fertig zu werden. Am nächsten Mittag sagte mir A., dass ihre Hündin hervorragend gearbeitet und sich wie ein junger Hund aufgeführt habe! Der Husten war verschwunden und das Auge war und blieb normal. Wir freuten uns alle gemeinsam über diesen Erfolg, der schon nach so kurzer Zeit eingetreten war! (H.B.)

Klientin mit Schleudertrauma: Ich bezeichne regelmäßig die Schmerzstellen im Nacken. Ich suche die Schmerzstellen, mit dem Tensor beim Altamajor-Punkt beginnend, pendle aus, welches Zeichen gebraucht wird, und suche den Punkt neben der Wirbelsäule, um das Zeichen großflächig anzubringen (Lage bestimmen). Dann bezeichne ich so alle Punkte am Rücken, die schmerzen. Die Klientin versichert mir, dass sie seit dieser Behandlung weder einen Arzt noch Physiotherapie brauche und keine Schmerzmittel mehr einnehmen müsse. (B.T.)

Der Klient, ein Oberstufenschüler, klagt immer wieder über starke Schmerzen am Knie. Ich habe die beste Salbe ausgependelt, in diesem Falle Kytta, ihm einen Salbenverband gemacht und auf dem Verband die ausgetestete Stelle mit dem entsprechenden Zeichen bemalt.

Die gleichen Erfahrungen machte ich bei einem Klienten, der sehr engagiert Hockey spielt und während der intensiven Trainingsphasen immer wieder Schmerzen in den Handgelenken hat. Ich habe einen Salbenverband angelegt und darüber großflächig die Zeichen angebracht.

Das Ganze hilft auch bei Sehnenscheidenentzündung am Unterarm oder Ellbogen und Schmerzen im Schulteransatzmuskel. Es genügt bereits, diese Stellen über Nacht zu bezeichnen, um eine entscheidende Besserung zu bewirken. Einfach Zeichen und Lage austesten und großflächig aufzeichnen. (B.T.)

Strichkombinationen und dazugehörige Rutenausschläge im grafischen Überblick

Horizontale Eichung

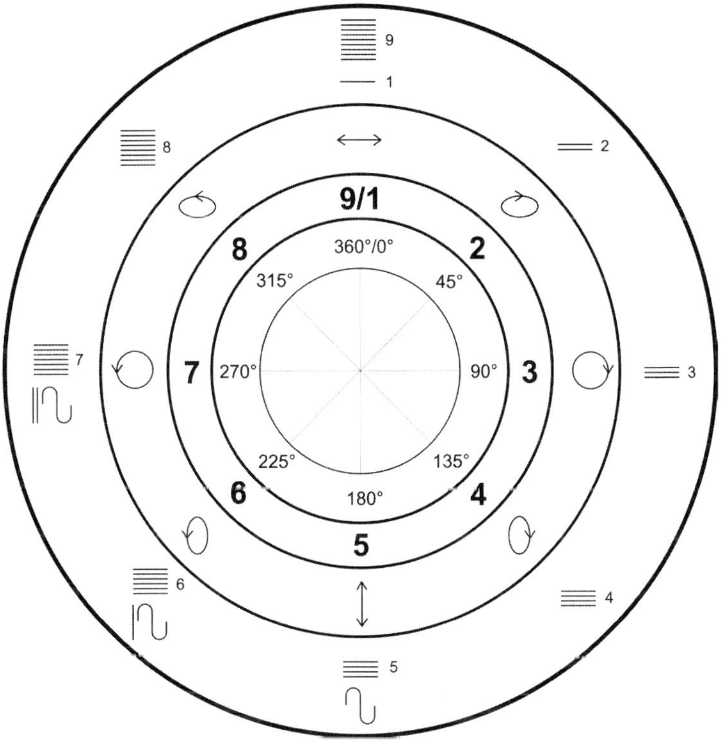

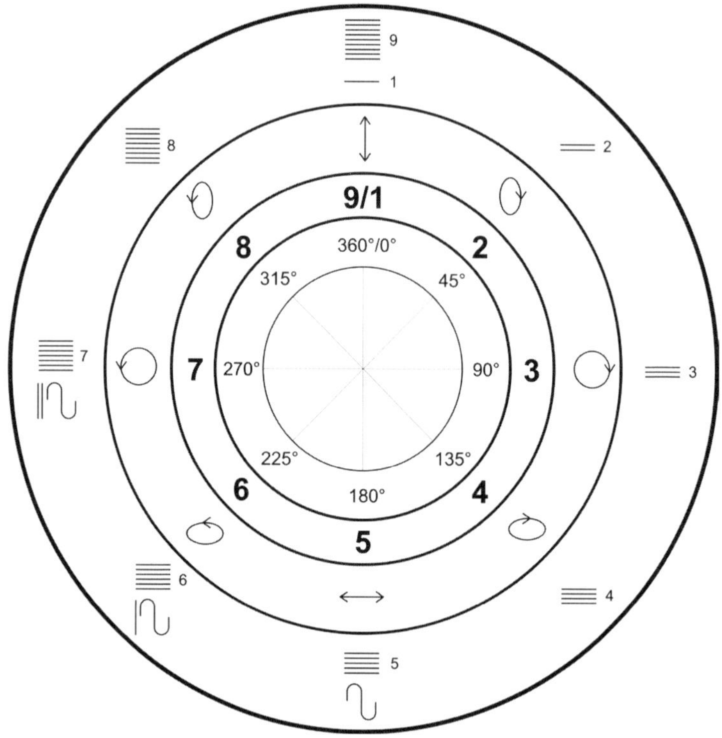

Behandlung von Disharmonien

Mit wenigen einfachen Zeichen, wie sie in den beiden vorangehenden Grafiken dargestellt sind, können wir also schmerzende Stellen oder andere Disharmonien auflösen. Dabei gehen wir folgendermaßen vor: Mit der Zeigefingerspitze der linken Hand suchen wir die schmerzende Stelle ab, in der rechten Hand halten wir den Tensor. Da wir uns vorher geeicht haben, wird uns der Ausschlag der Rute mit seiner spezifischen Schwingung die benötigte Strichkombination verständlich anzeigen. Wenn wir diese nun auf die schmerzende Stelle malen, greifen wir in das gestörte Energiesystem ein und harmonisieren die negative Resonanz. Damit heilen wir nicht, aber »befreien« die gebundene Energie, die ihrerseits nun die Selbstheilung einleiten kann.

2.5.2 Übungen für die Arbeit mit der Einhandrute

Wir benötigen eine Einhandrute (einen Tensor), einige neutrale Zettel* und einen Schreibstift.

In der rechten Hand halten wir die Rute. Unser rechter Arm ist leicht abgewinkelt und berührt den Körper nicht. Nun denken oder sagen wir laut etwas, was uns Freude macht, zum Beispiel »Sonnenschein«. Wir wiederholen dieses Wort einige Male und schauen, was unsere Rute dabei macht. Die Rute wird plötzlich zu schwingen anfangen, entweder horizontal oder vertikal. Nun denken oder sagen wir etwas, was uns sehr ärgert, zum Beispiel »Streit«. Auch dieses Wort wiederholen wir einige Male gedanklich oder laut. Wieder wird die Rute zu schwingen beginnen, aber in der anderen Richtung. Damit erkennen wir, wie wir geeicht sind: Bei einer »Verträglichkeit« zeigt uns die Rute einen horizontalen bzw. vertikalen Ausschlag an, bei »Unverträglichkeit« eine vertikale bzw. eine horizontale Bewegung. Haben wir mit diesen ersten Versuchen etwas Sicherheit gewonnen, können wir uns an die weiteren und differenzierteren Rutenausschläge machen.

Auf einen neutralen Zettel zeichnen wir für unsere Übungen folgende Strichmuster:

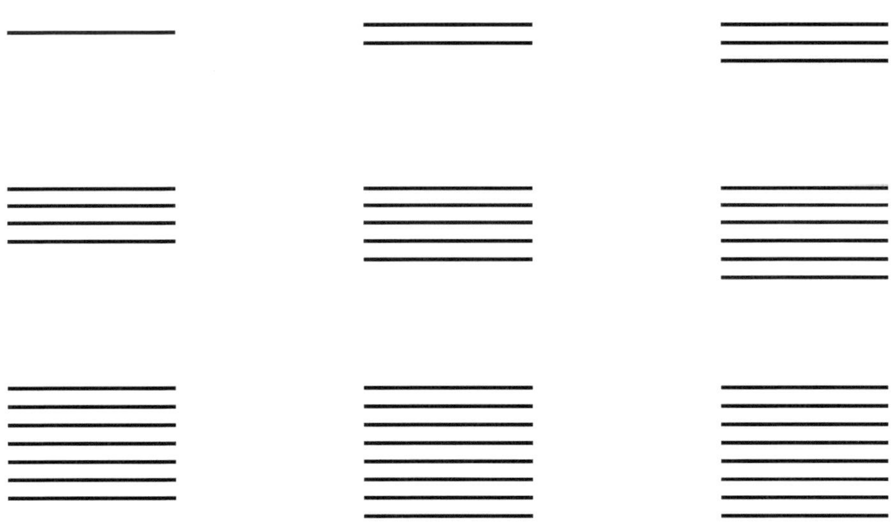

* »Neutral« bedeutet hier, dass der Zettel kein Muster (Karos, Linien) haben darf, da diese bereits Informationen darstellen. Zudem sollte der Zettel weiß sein, da Farben das Testergebnis ebenfalls beeinflussen können.

Nun können wir mit dem Testen beginnen: Bei einem Strich legen wir die Spitze unseres linken Zeigefingers auf das linke Ende des Striches. Die Rute wird nun in der Richtung ausschlagen, die wir als »verträglich« ausgetestet haben. Verschieben wir nun den Zeigefinger auf das rechte Ende des Striches, wird die Rute den Ausschlag »unverträglich« angeben.

Ab zwei parallelen Strichen legen wir die Spitze unseres Zeigefingers immer in die Mitte der Strichkombination. Bei zwei Strichen wird uns unsere Rute eine Drehung nach rechts anzeigen. Sind wir horizontal geeicht, wird es eine liegende, bei vertikaler Eichung eine stehende Ellipse sein. Bei drei parallelen Strichen wird es ein Kreis sein usw. Alle Rutenausschläge sind im Kapitel »Theoretische Grundlagen zum Einsatz des Tensors« beschrieben und auch aus den beiden obigen Grafiken leicht ersichtlich.

2.5.3 Testfähigkeit überprüfen

Vor jedem Testvorgang müssen wir unsere eigene Testfähigkeit überprüfen sowie die Testfähigkeit derjenigen Person, für die wir eine Behandlung mit der AIM vornehmen möchten.

Rechte und linke Hirnhälfte

Wir halten unsere linke Hand in einigen Zentimetern Abstand nacheinander über die rechte und linke Hirnhälfte, und in der rechten Hand halten wir die Rute. Die Rutenspitze muss positiv ausschlagen.

Ergibt der Test keinen positiven Ausschlag, ziehen wir auf Scheitelhöhe mit dem Daumennagel kräftig zwei Striche von einer Seite zur anderen. Damit werden die beiden Hirnhälften miteinander verbunden. Bei erneutem Testen sollte die Rute jetzt einen positiven Ausschlag anzeigen.

Resonanzverhältnis zwischen Biosystem und der Umgebung

Wir halten unsere linke Handfläche über dem höchsten Punkt des Scheitels (»LG 20«) und testen. Ist der Rutenausschlag negativ, also »unverträglich«, müssen wir den Standort ändern, da eine Erdstrahlstörung vorliegt. Zeigt die Rute eine Drehbewegung an, handelt es sich um eine Elektrosmog-Belastung. In diesem Fall kann ein Elektrosmog-Zeichen (zum Beispiel »Kombinationsstriche«, siehe S. 50) angeschaut werden, und zwar so lange, bis der Ausschlag positiv wird.

Psychische Momentsituation
Jetzt halten wir die linke Hand über den Hinterkopf. Erhalten wir einen negativen Rutenausschlag, »zeichnen« wir mit dem Fingernagel auf der Mittellinie des Kopfes, von der Scheitelhöhe (höchster Punkt des Schädels) bis zum Nacken, zwei kräftige Striche. Bei erneutem Testen sollte die Rute positiv ausschlagen.

Haben wir bei allen drei Testpunkten einen positiven Ausschlag erhalten, können wir mit dem Testen beginnen. Unsere Testfähigkeit hält ungefähr 20 Minuten an, muss also immer wieder neu überprüft werden.

Ich war immer erstaunt, wie gut die anderen im Kurs mit dem Tensor arbeiten konnten. Mir traute ich es einfach nicht zu – bis ich eine verblüffende Erfahrung machte. Ich hatte zu Hause meine Chakrakarten verlegt: Oje, wo sind denn meine Chakrakarten? Ich habe sie doch. Aber nur wo?

Auf dem Tisch befinden sich verschiedene »Bigeli« in einer gewissen Ordnung. Aber mit einem Griff finde ich die Chakrakarten doch nie!*

Ich nahm den Tensor und fragte: »Befinden sich die Karten in dieser Kiste?« Nein. »Befinden sie sich auf diesem Bigeli?« Nein. Beim nächsten Stapel sagte der Tensor ja. Und siehe da, ich fand die Chakrakarten dort! Ich war überglücklich und verblüfft! Auch meine Symbolkarten fand ich auf diese Art!

Inzwischen habe ich erfahren, dass alles testbar ist: Ich teste Zahnpasta, Seife, Badezusatz, ja sogar Schuhe und Ohrringe. Ich trug die Schuhe mit Absätzen den ganzen Tag und die Füße schmerzten mich am Abend! Ich dachte: »So, das will ich nun wissen!« und frage den Tensor: »Sind diese Schuhe gut für mich?« Sofort erhalte ich ein Nein! Bei den Turnschuhen erhalte ich ein Ja! In der Stadt hatte ich mir ein Paar Ohrringe gekauft. Ich teste sie zu Hause aus und erhalte ein Nein – unverträglich. Wie schade! Das war wohl eine Fehlinvestition!

Also nimm deinen Tensor mit und gebrauche ihn! Du kannst viel Geld sparen! (M.H.)

2.6 Informieren von Wasser

Wasser reagiert sehr schnell auf Schwingungen aller Art. Darum bildet die Arbeit mit Wasser einen zentralen Bestandteil der AIM. Wie empfindlich Wasser auf Informationen reagiert und wie schnell es diese aufnimmt, hat der Japaner Masaru Emoto in eindrücklicher Weise aufgezeigt. Auf seinen Wasserbildern können wir ersehen, wie Wasser auf jegliche Informationen reagiert und seine Struktur entsprechend verän-

* Schweizerdeutsch für »Stapel«, »Packen«, »Häufchen«.

dert. Da wir aus ca. 70 bis 80 Prozent Wasser bestehen, ist es sehr wichtig, welche Informationen wir uns und den anderen zumuten. Wie oft wird zum Beispiel einem Kind gesagt, dass es dumm sei. Schau dir einmal die Bilder von Emoto an, und du wirst mit solchen »Informationen« sicher (noch) viel vorsichtiger umgehen.

Wir haben glücklicherweise auch die Möglichkeit, uns gezielt positive Information zuzuführen, und zwar mithilfe von informiertem Wasser. Der Vorgang ist sehr einfach. In der linken Hand halten wir die Information, zum Beispiel einen Heil bringenden Satz, ein Heil bringendes Zeichen oder aber eine negative Information, die wir vorgängig mit der passenden Strichkombination versehen haben. In der rechten Hand halten wir ein Glas (ohne Verzierungen) voll mit Wasser. Innerhalb von drei Minuten wird die Information, die wir in der linken Hand halten, durch unseren Körper ins Wasser geleitet. Nun können wir das Wasser trinken, und unsere Zellen werden mit der »Heil bringenden« Information versehen. Eine andere Möglichkeit ist, das Wasser einfach mit Information zu »besprechen«, der Erfolg ist derselbe.

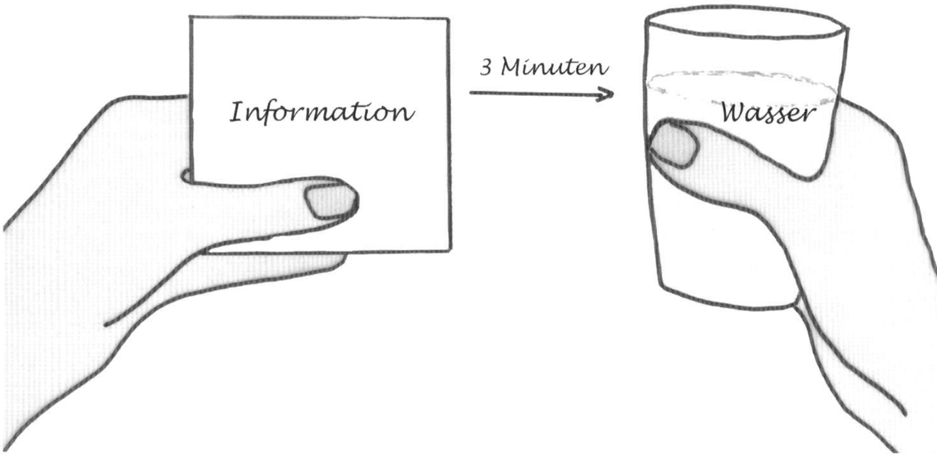

Diese wunderbare Erkenntnis kann sehr viel zu unserem inneren Gleichgewicht beitragen. Wir können uns so von Allergien befreien, von negativen Glaubenssätzen, wir können den Konsum chemischer Medikamente verringern und vieles mehr.

Eine junge Frau, die unter häufigen Migräneanfällen litt und deshalb auch oft der Arbeit fern bleiben musste (ein- bis zweimal pro Woche), kam zu mir in psychologische Beratung. Sie hatte diese Attacken seit einem Fahrradunfall. Da ich weiß, dass solche Behandlungen sehr langwierig und nicht unbedingt von Erfolg gekrönt sind, fragte ich die Klientin, ob sie bereit sei, etwas eher »Unorthodoxes« zu versuchen. Sie willigte sofort ein, und ich begann, mit dem Tensor zu testen. Als sie das Wort »Verspannung« aussprach, zeigte der Tensor einen Ausschlag mit einer Abweichung von 270°, das bedeutet ein Zeichen von sieben parallelen Strichen oder zwei Strichen und einem Umkehrzeichen. Eine Austestung ergab, dass die zweite Kombination Priorität hatte. Der zweite Schritt war, herauszufinden, wie oft pro Tag und wie lange die Klientin diese Information auf Wasser prägen musste. Wir kamen auf zweimal täglich, und das über 15 Tage.

Schon nach einer Woche rief mich die Klientin hocherfreut an, um mir mitzuteilen, dass sie kein einziges Mal mehr Migräne gehabt habe. Selbstverständlich trank sie das informierte Wasser regelmäßig weiter. Nach 15 Tagen stellten wir nur noch eine Abweichung von 180° fest, und nach weiteren zehn Tagen ohne Migräne schlossen wir die »Wassermedizin« mit einem Ypsilon ab.

Frau R. kam mit knapp 70 Jahren in meine Praxis, um ihre zunehmende Vergesslichkeit unter die Lupe zu nehmen. Im Gespräch erzählte sie mir auch von diversen Ängsten und von Problemen in der Partnerschaft. Nach der kinesiologischen Balance war es angezeigt, zur Stabilisierung eine Unterstützung für die Zeit zu Hause bis zum nächsten Termin zu erstellen. Dabei testete AIM positiv. Frau R. sollte jeden Tag zweimal ein Glas Wasser mit den Worten »Nierenmeridian« und »Lebermeridian«, ergänzt durch ein Y, informieren und trinken. Dabei handelte es sich genau um jene zwei Meridiane, welche bei Frau R. sofort blockiert waren, sobald sie an ihre Vergesslichkeit oder an die Ängste dachte. Sie schaute mich etwas überrascht an, als ich ihr das Vorgehen schilderte, war aber einverstanden, es zu versuchen. Nach drei Wochen kam sie strahlend zum Termin und erzählte schon beim Händeschütteln, das Wasser habe ihr so gut getan, es habe sie richtig aufgeladen. Sie habe das Gefühl, weniger zu vergessen, und sei wieder sehr unternehmungslustig, was vorher durch die Ängste stark eingeschränkt gewesen war. Sie habe ihrer Tochter von diesem Wasser erzählt, die allerdings nur den Kopf geschüttelt habe mit der Bemerkung: »Aber Mami, du weißt doch selber auch, dass Wasser nicht lesen kann, oder?« (K.C.)

Da ich schon seit fast 20 Jahren Kortison inhaliere, wollte ich herausfinden, ob ich auch hier mit der AIM etwas erreichen könne, woran ein Schulmediziner nicht zu glauben wagt. Im April lag meine Dosis von Seretide bei 250!

Ich schrieb folgenden Text: »Husten, Reizhusten mit Schleim und alles, was das verursacht«. Ein Test ergab zwei Striche und ein Umkehrzeichen, vier Wochen und vier Tage lang, dreimal täglich. Nach dieser Zeit bzw. schon in dieser Zeit konnte ich meine Dosis sehr reduzieren – auf 100!!!

Inzwischen informiere ich Wasser mit diesem Text nur noch mit dem Umkehrzeichen! Ist das nicht genial?? Ich mache weiter bis zum Ausgleich und schließe mit Y ab! Ich habe sogar einige Male mein Seretide 100 vergessen und hatte trotzdem keine Probleme mit dem Asthma!

Trotzdem, ich würde diese »Therapie« nicht mit allen Asthmatikern machen! Nur mit jenen, die Ihren Körper genau kennen und auch genau wissen, wie sie im Notfall mit sich umgehen können! Aber für mich ist es ein Wahnsinnserfolg!!! (C.H.)

Eine meiner Patientinnen (Jahrgang 1943) hatte im Mund ein Papillom (= Schleimhautwarze). Es handelte sich um ein Zäpfchen aus Bindegewebe, ähnlich aussehend wie das Halszäpfchen, war ca. einen Zentimeter groß und befand sich im Kieferwinkel im Mundinneren. Die Patientin hatte dieses Papillom seit ca. zehn Jahren. Es ist ganz langsam gewachsen und nun sollte es chirurgisch entfernt werden.

Wir informierten das Wasser mit »Papillom-virual«, überschrieben mit zwei Strichen plus Umkehrzeichen. Diese Information wurde immer wieder angepasst und schließlich mit einem Ypsilon abgeschlossen. Während der Behandlung wurde das Zäpfchen sukzessive kleiner und nach zehn Wochen war es nicht mehr vorhanden. (C.P.)

Seit ca. zwei Monaten ist mein Blutdruck erhöht. Mein Arzt droht mir, wenn der Blutdruck nicht hinuntergehe, müsse ich Medikamente nehmen. Ich schreibe auf einen Zettel »Hoher Blutdruck und alles, was dies verursacht« und teste mit dem Tensor. Der Ausschlag ist negativ, und ich brauche zwei Striche und das Umkehrzeichen – jetzt erhalte ich einen Ausgleich. Meine nächsten Fragen: Wie viele Tage brauche ich das? Elf Tage! Wie oft muss ich es am Tag einnehmen? Einmal.

Unterdessen präge ich nur noch das Umkehrzeichen auf das Wasser, also hat bereits eine Besserung stattgefunden! Ich bin zuversichtlich und sicher, dass dies die Lösung sein wird! Ist das nicht genial, einen zu hohen Blutdruck ohne Medikamente zu heilen? (M.H.)

Das Harnverhalten von Lino, einem ca. fünfjährigen, zugelaufenen Kater, brachte ihn notfallmäßig ins Tierspital. Dort wurde ihm ein Katheter gesetzt, denn der Befund ergab, dass Harnkristalle die Harnröhre blockierten. Nach zwei Tagen im Tierspital durfte er nach Hause, und seinem Besitzer wurde aufgetragen, ihm nur noch feuchte Nahrung und viel zu trinken zu geben (bring das mal einer Katze bei!). Auf Empfehlung eines Homöopathen bekam Lino Staphysagria. Zu diesem Zeitpunkt war Lino leicht aggressiv, ließ sich nicht gerne anfassen, wollte seine Ruhe und lag viel herum.

Ich testete die Katze aus und empfahl, auf einen Zettel »Harnkristalle« zu schreiben und ihn mit dem Zeichen »1-Strich Umkehr« zu versehen. Diese Information legten wir unter den Futter- und Wassernapf – vier Wochen lang. Anschließend verwendeten wir drei Wochen lang die Information »Harnkristalle« mit dem Umkehrzeichen und dann noch zwei Wochen mit dem Ypsilon um den Prozess abzuschließen. Nach drei Monaten konnte auch Staphysag-

ria abgesetzt werden. In der Tierkommunikation sagte mir Lino, es gehe ihm nicht schlecht, jetzt wo die Schmerzen weg seien. Er fühle sich aber noch schlapp und habe keine Lust auf Abenteuer.

Jetzt braucht Lino keine Medikamente mehr, er bekommt Bioresonanz und Regenerationstropfen für Tiere. Inzwischen ist er viel lieber und anhänglicher geworden. Er ist wieder fit, wetzt in der Gegend herum und spielt den Macho. (V.C.)

Die Behandlung eines Tennisellbogens mit Wasserinformation war gar nicht so schwierig. Es dauerte einfach etwas länger, weil der Klient den Arm ständig extrem belasten musste. Zuerst machte ich die Energie-Balance. Der Entzündungspunkt hat immer angegeben. Dann zweimal Wasserinformation und mit Y abgeschlossen. Daneben behandelte ich den Nacken-Schulter-Bereich mit Akupressurmassage und zeichnete dort noch die schmerzhaften Punkte an. Der Patient ist heute schmerzfrei. (C.L.)

2.7 Geomantie

Die Geomantie ist das europäische Pendant zum japanischen Feng Shui. Wir können davon ausgehen, dass vor und während der Renaissance jede Kathedrale, jedes Schloss, jedes Kloster und auch jede Stadt nach geomantischem Wissen gebaut wurde. Ebenso wurden durch die großen »Leylinien« (Kraftlinien), die durch Europa gehen, Städte respektive Gebäude miteinander verbunden. Die Linien harmonisierten auf diese Weise weite Landesteile miteinander, welche auch dadurch in florierenden Handelsbeziehungen zueinander standen.

Mit der Aufklärung ist in unserer Kultur das Wissen um diese Art harmonischer Landschafts- und Städtegestaltung zunehmend in Vergessenheit geraten. Außerdem haben nationale Landesgrenzen viele Kraftlinien zerstört.

2.7.1 Geopathie

Die Radiästhesie als Teilgebiet der Geopathie beschäftigt sich mit dem Auffinden und Entstören von Wasseradern und anderen geologischen Störungen (geopathogene Zonen), auf die viele Menschen empfindlich reagieren.

Mit dem Tensor sind wir in der Lage, solche »krankmachenden« Zonen aufzuspüren und mit speziellen Zeichen so auf sie einzuwirken, dass sie für uns nicht mehr schädlich sind.

Einfluss von Wasseradern auf Menschen

Ist unser Körper über längere Zeit geopathogenen Zonen ausgesetzt, können u.a. folgende Reaktionen auftreten: Schlafstörungen, Verkrampfungen, Müdigkeit, Zerschlagenheit, Depressionen, rheumatische Beschwerden, Migräne, Kopfweh, unerfüllter Kinderwunsch, Lern- und Konzentrationsstörungen.

Herr M. war seit vielen Jahren in psychotherapeutischer Behandlung, da er unter starken depressiven Verstimmungen litt. Hinzu kamen Begleitsymptome wie Schlaflosigkeit, Konzentrationsstörungen und vieles mehr.

Als ich Herrn M. kennengelernt und mich mit seiner Krankheitsgeschichte vertraut gemacht hatte, schlug ich ihm vor, seine Wohnung auf Wasseradern zu testen. Dabei stellte ich fest, dass er auf einer Wasserader schlief und sowohl sein Stuhl am Essplatz wie auch sein Fernsehstuhl auf einer Wasserader standen. Mit den Kreuzsymbolen neutralisierte ich die belastenden Stellen und konnte mit diesen einfachen Mitteln eine deutliche Verbesserung der Symptome bewirken. (G.L.)

Einfluss von Wasseradern auf Tiere

Bei Tieren können wir je nach Art zwei unterschiedliche Verhaltensformen feststellen. Es gibt Tiere, die Störzonen suchen, und andere, die diese meiden. Wir sprechen hier von »Strahlensuchern« und »Strahlenflüchtern«. Strahlensucher sind zum Beispiel Katzen, Schlangen, Bienen oder Ameisen. Zu den Strahlenflüchtern dagegen gehören Hunde, Pferde, Schweine, Ziegen, Kühe, Hühner, Enten, Vögel und Mäuse.

Einfluss von Wasseradern auf Pflanzen

Ebenso kennen wir Pflanzen, die auf Störzonen gut gedeihen, und solche, die sich nicht wohlfühlen und entsprechend negativ reagieren. Hier spricht man von »widerstandsfähigen« und von »empfindlichen« Pflanzen. Widerstandsfähige Pflanzen sind Lärche, Ahorn, Eiche, Nussbaum, Kräuter und Heilkräuter. Zu den empfindlichen

Pflanzen gehören hingegen Buche, Birke, Linde, Apfel-, Aprikosen-, Pflaumen-, Kirschen- und Pfirsichbäume, Gemüse, Getreide, Kartoffeln und Blumen.

An einer Böschung in unserem Garten haben wir mehrmals versucht, etwas zu pflanzen. Und obwohl uns der Gärtner bei jedem neuen Versuch versicherte, dass es sich geradezu um ein »Unkraut« handle, also eine Pflanze, die überall und völlig unproblematisch wachse, hatten wir mit der Bepflanzung nie Glück. Drei gescheiterte Versuche. Bis mir endlich die Idee kam, auszutesten, ob sich an der betreffenden Stelle Wasseradern befinden, und ob die betreffende Pflanze sich auf Wasseradern wohlfühlt, ob es sich also um eine empfindliche oder eine widerstandsfähige Pflanze handelt. Die Wasseradern testeten positiv und der Pflanzentest ergab, dass sich die Pflanze auf diesem Platz nicht wohlfühlte. Die Erklärung für unseren Misserfolg war damit erbracht. Nun haben wir die Böschung mit Lavendel bepflanzen lassen, der zu den widerstandsfähigen Pflanzen gehört.

2.8 Elektrosmog

Unter dem Begriff »Elektrosmog« verstehen wir technisch erzeugte elektrische und magnetische Felder. Diese künstlich erzeugten elektromagnetischen Strahlungen werden unterteilt in Niederfrequenzen (0 Hz bis 30 kHz) und Hochfrequenzen (30 kHz bis 300 GHz). Beim Niederfrequenzbereich, dazu gehören die Stromversorgung und die Eisenbahn, handelt es sich um elektrische und magnetische Felder, die voneinander unabhängig sind. Nicht so im Hochfrequenzbereich. Hier sind die elektrischen und magnetischen Felder aneinander gekoppelt und können sich darum als Welle flächenmäßig frei im Raum ausbreiten. »Die primäre Wirkung auf den Menschen ist die *Erwärmung des Körpergewebes.*«* Zum Hochfrequenzbereich gehören zum Beispiel Mikrowellen, der Mobilfunk oder Kurz-, Mittel- und Langwellen. Da unsere Zellkommunikation ebenfalls über elektromagnetische Wellen stattfindet, kann deren Austausch durch künstlich erzeugte Wellen, vor allem solche aus dem Hochfrequenzbereich, erheblich gestört werden. Eine Elektrosmogbelastung kann zu einer Vielzahl von physischen und psychischen Störungen führen. Beispielsweise spielt bei der Regelung vieler unserer Körpervorgänge das Hormon Melatonin eine wichtige Rolle. Es steuert unter anderem das Schlafverhalten und hemmt effizient das Krebswachstum. Normalerweise wird Melatonin nur nachts ausgeschüttet, Licht – auch Tageslicht – hemmt die Produktion von Melatonin. Aber nicht nur Licht hemmt ihre Ausschüttung, sondern auch andere, technisch hergestellte elektromagnetische Wellen.

* Nachzulesen unter www.bafu.adm.ch/elektrosmog (Hervorhebung durch die Autorin).

Am 23. Oktober 2003 erschien im Tages-Anzeiger ein Artikel über einen ägyptischen Architekten, der mit einfachen Zeichen bzw. Formen die Elektrosmogbelastung in einem Dorf im Toggenburg* reduzieren konnte. Er selbst bezeichnet seine Lehre als »Biogeometrie«. Er sagt von sich, dass er kein Strahlenexperte, aber Experte für Formen sei, und stellte fest, dass diese die Menschen ebenso beeinflussen, wie das auch Farben tun.** Genauso setzen auch wir in der AIM spezifische Zeichen, Formen und Farben ein, um uns vor Belastungen zu schützen und gesund zu bleiben.

2.9 Narbenentstörung

Dass Narben den natürlichen Energiefluss in den Meridianen beeinträchtigen, ist allgemein anerkannt. Viele Menschen leiden jahrelang unter schmerzenden Narben. Eine Klientin erzählte mir, dass sie durch einen Kaiserschnitt die Verbindung von »oben« zu »unten« verloren habe, sich nicht mehr als Ganzes spüre.

Für die Narbenentstörung gibt es verschiedenste Methoden. Wohl die einfachste ist, die durch eine Narbe unterbrochene Verbindung mit einem Zeichen wiederherzustellen. Dafür wird die Narbe mit dem Tensor ausgetestet. Testet sie negativ, verbinden wir die »durchtrennte« Stelle – im rechten Winkel zur Narbe – mit einem Strich. Bei kürzeren Narben genügt meist ein einziger Verbindungsstrich. Ansonsten bringen wir so viele senkrechte Striche an, bis sich die Narbe beim Testen mit dem Tensor im Ausgleich zeigt. Bei flächigen Narbenstellen, wie sie zum Beispiel durch Pockenimpfungen hervorgerufen werden, können wir die Stelle auch mit einem Umkehrzeichen versehen. Aber auch hier gilt: *Immer zuerst austesten, was der Körper verlangt.*

Eine Freundin leidet seit ihrer Kindheit unter häufigen Kopfschmerzen. Vor ca. acht Jahren wurden die Kopfschmerzen zu fast täglichen Migräneanfällen. Ein schmerzfreier Tag war eine Seltenheit. Sie probierte unzählig viele Therapien aus, oft trat anfänglich eine Besserung ein, hielt aber nie an. Auch »meine« Methode griff nicht, immer die gleiche Enttäuschung.

Eines Morgens erhielt ich einen aufgeregten Telefonanruf. Die »Patientin« hatte sich – zufällig! – ihre Röntgenbilder angeschaut und darauf entdeckt, dass ein Arzt einen bei ihr diagnostizierten Krankheitsherd oben an der Wirbelsäule mit einem Strich gekennzeichnet hatte. Im übertragenen Sinn hatte er die Wirbelsäule mit einer »Pseudo-Narbe« durchtrennt.

Mit einer »Narbenbehandlung« auf dem Röntgenbild wurde der unterbrochene Fluss wie-

* Das Toggenburg ist eine Talschaft am Oberlauf des Flusses Thur und ein Wahlkreis im Kanton St. Gallen in der Schweiz (Quelle: Wikipedia).

** »Ein ägyptischer Architekt macht aus schlechten Strahlen gute«. In: *Tages-Anzeiger*, 23. Oktober 2003.

der in Gang gebracht. Und das Resultat: Noch immer gibt es Migräneattacken, diese sind heute jedoch so selten wie früher die schmerzfreien Tage.

Einer meiner Klienten kam wegen Rücken- und Kieferschmerzen in die Praxis. Er hatte zwei Autounfälle gehabt, vor zehn und vor fünf Jahren, und beide Male erlitt er Schleudertraumata, die ihm noch heute ab und zu Schmerzen bereiten. Bei der Überprüfung der Statik fiel mir eine ca. 5 cm lange und bis zu 1,5 cm breite Narbe zwischen Wirbelsäule und Schulterblatt auf, die er jedoch schon seit der Kindheit hatte. Sie war lanzenförmig mit einer auffälligen Verbreiterung in der Mitte. Die Narbe zog sich ein (Delle nach innen), bildete Keloide und war ganz weiß. Im Bereich der Narbe hatte der Klient oft starke Rückenschmerzen und Verspannungen.*

Seine Kieferschmerzen resultierten aus einer OP, bei der der zweitletzte Zahn am rechten Unterkiefer entfernt worden und ein großes Loch entstanden war, das lange nicht richtig abheilte. Der Klient litt unter Schmerzen im Bereich dieser Wunde und am sechsten (dem verbleibenden) Zahn. Ich habe bei jeder Sitzung ausgetestet, was die Narbe am Rücken und der Kieferbereich benötigten.

Zur Entstörung der Narbe am Rücken malte ich drei Querstriche (waagerecht), einen Strich über die dickste Stelle und je einen oben und unten im schmalen Bereich. Diese sollten so lange getragen werden, wie sie sichtbar waren.

Für die Narbe im Mund machte der Klient eine Zeichnung, und ich testete aus, was für die Entstörung gebraucht wurde: Ein Strich diagonal über die Zeichnung, was zwei Wochen und zwei Tage lang einmal täglich auf Wasser übertragen wurde. Nach einer Woche sagte der Klient, dass sich das Loch im Kieferbereich besser anfühle und er weniger starke Schmerzen habe. Zudem hatte er fast die ganze Woche lang keine Rückenschmerzen, und als sie wiederkamen, waren sie längst nicht mehr so stark wie vorher. Auch fühlte sich alles leichter an. Er merkte nun auch selbst, was seinem Rücken guttat und was nicht – etwas, was er zuvor gar nicht wahrgenommen hatte. Die Narbe am Rücken war nicht mehr so weiß. Nur die obere Hälfte lag noch etwas tiefer als die Haut rundherum.

Die neue Austestung für die Rückennarbe ergab: Im oberen Teil ein Strich und direkt unter dem breiten Teil der Narbe ein liegendes Y (nach links gedreht).

Für die Zahnextraktionsnarben-Entstörung musste das »Heilwasser« weiterhin getrunken werden. Der Klient sagte, er spüre die heilende Wirkung bereits, wenn er den Zettel in die Hand nehme, um das Heilwasser herzustellen. Als der Klient zwei Wochen später mit dem »Heilwasser« aufhörte, kamen die starken Zahn-/Kieferschmerzen zurück. Am schlimmsten waren der zweite und dritte Tag, dann klangen sie etwas ab, gingen aber nicht ganz weg. Die Schmerzen lösten sich erst auf, nachdem ich während dieser Konsultation die Kiefergelenkbe-

* Harmlose Wucherungen der Haut, meistens als Folge einer überschießenden Narbenbildung nach einer Verletzung (oft bei Verbrennungen).

handlung (Bowtech, eine ganzheitliche Muskel- und Bindegewebsanwendung) durchgeführt hatte.

Die Verspannungen und damit die Schmerzen im Nacken-Schulter-Bereich hatten sich stark verbessert. Die Narbe hatte sich so weit verändert, dass nur noch ein kleiner Teil in der Mitte vertieft war und die Farbe sich fast nicht mehr von der Farbe der übrigen Haut unterschied. Die Narbe brauchte noch einen längeren Querstrich am Ende des oberen Drittels und einen kleineren am Anfang des letzten Drittels. Zusätzlich noch ein stehendes Y zwischen Wirbelsäule und Narbe, etwas größer als die obere Hälfte der Narbe.

Für den Kiefer/Zahn brauchte es eine neue Zeichnung mit einem Strich direkt über dem »Loch«. Diese Zeichnung musste einmal täglich auf das linke Handchakra gelegt und angeschaut werden – so lange, bis das Gefühl sagt, dass es reicht. Nach einer weiteren Woche waren die Zahn-/Kieferschmerzen größtenteils verschwunden, nur noch selten verspürte der Klient einen leichten Schmerz. Es »arbeite« stark, wenn er das Bild in seine Hand lege und es anschaue.

Die Narbe am Rücken war jetzt fast nicht mehr sichtbar. Die Folgen der beiden Schleudertraumata klangen ab. Die Narbenbehandlung wurde neun Tage lang mit dem Y gefestigt und dann abgeschlossen.

Die Kiefer-/Zahn-Geschichte brauchte noch ein Bild mit einem Y, zweimal pro Tag auf Wasser übertragen für die Dauer von zwei Wochen und einem Tag. Einen Monat später teilte mir der Klient mit, dass sich Kiefer/Zahn beruhigt hatten und es ihm recht gut gehe. Wir vereinbarten, dass ich noch eine »Fern-Austestung« mache, um zu überprüfen, ob alles in Ordnung ist. Testergebnis: Sowohl die Narbe am Rücken wie auch der Kiefer bzw. Zahn brauchten nichts mehr. Jetzt, fast ein Dreivierteljahr später, bestätigte mir der Klient, dass rechts im Kiefer-/Narbenbereich noch immer alles völlig problemlos sei.

Es ist ab und zu sehr wichtig, bei der Narbenentstörung auszutesten, wo die Striche genau hingehören und wie lange sie angewendet werden. Ich habe auch schon mehrfach festgestellt, dass die Größe eines Zeichens oder Symbols in bestimmten Fällen eine sehr wichtige Rolle spielen kann! Das Gleiche gilt auch für die Farbe (oder UV-Stift), die verwendet werden sollte. Es kommt auch immer wieder vor, dass ein Zeichen nur mit dem Finger auf die Haut aufgemalt oder sogar nur in die Aura gezeichnet werden soll. (C.F.)

2.10 Zentrale Symbole in der AIM

Striche verbinden (vgl. Narben)

Eine meiner Klientinnen erzählte mir, dass sie seit über 40 Jahren Probleme habe, Hosen zu tragen bzw. den Reißverschluss der Hosen zu schließen, da dieser immer auf eine alte Narbe drücke und ihr Schmerzen bereite. Mit drei Strichen haben wir die Narbe entstört. Die Schmerzen sind weg.

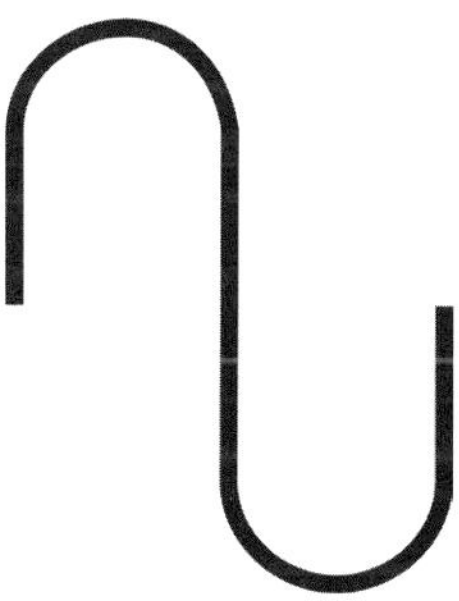

Das **Umkehrzeichen** wandelt Negatives in Positives und umgekehrt

Eine Klientin kratzte sich während einer Psychotherapiestunde immer wieder an den Fingern. Auf meine Frage hin erzählte sie mir, dass sie mit Brennnesseln in Kontakt gekommen sei und es nun entsprechend schmerze. Mit einigen Umkehrzeichen auf ihrer Hand war das Problem in ein paar Sekunden gelöst.

Barfuß lief ich über die Wiese. Plötzlich verspürte ich einen starken Schmerz an meiner Fußsohle – ich war auf eine Wespe getreten, die mich verständlicherweise gestochen hatte. Ich fühlte richtiggehend, wie das Gift in meinen Fuss schoss. Jammernd humpelte ich zum Haus zurück, setze mich auf einen Stuhl und betrachtete meinen Fuß. Da die Schmerzen äußerst unangenehm waren, holte ich einen Schreibstift und malte mir zwei Striche und ein Umkehrzeichen auf die Fußsohle. Nach kürzester Zeit waren die Schmerzen weg. Ich musste die Zeichen vier Tage lang immer wieder aufmalen, denn waren sie weggewischt, spürte ich erneut den Schmerz und gleichzeitig ein starkes Beißen. Bei Mücken- und Bremsenstichen reicht erfahrungsgemäß ein Umkehrzeichen.

Unser elfjähriger Schäferhund Grando leidet seit eh und je an einer sehr unreinen Haut. Das heißt, er hat immer wieder talgverstopfte Poren. Diese beißt er sich oft auf, und nicht selten entzündet sich die Wunde.

Eines Tages bemerkten wir, dass sich wieder eine Wunde entzündet hatte und der Pickel immer größer wurde. Meine Schwiegermutter pflegte die Wunde mehrmals täglich und reinigte den Pickel vom schmerzhaften Eiter. Vergebens! Nichts half, kein Desinfizieren oder Cremen half, die Wunde zu heilen. Ich nahm die Rute und testete diesen Pickel aus. Daraufhin zeichnete ich das Zeichen »2-Strich-Umkehr« auf die bereits haarlose Stelle. Da ich merkte, dass Grando sich das Zeichen beim Lecken der Wunde immer wieder wegwischte, malte ich einen Hundekörper auf ein Papier, um dann die Fünfliber große Stelle des Pickels einzuzeichnen. Auf diese Stelle (auf der Zeichnung) malte ich nun das 2-Strich-Umkehrzeichen. Dann testete ich aus, wie lange dieses Zeichen auf der Zeichnung bleiben müsse und schrieb den ausgetesteten Zeitraum auf das Blatt. Man konnte zusehen, wie der Pickel kleiner und kleiner wurde und der Eiter verschwand. Als die ausgetesteten vier Wochen vorüber waren, war da nur noch eine Stelle ohne Haare, der Pickel war weg. Jetzt, fast drei Monate später, kann man die Stelle kaum mehr sehen. Haut und Haare sind wieder so, wie sie sein müssen. (D.M.)*

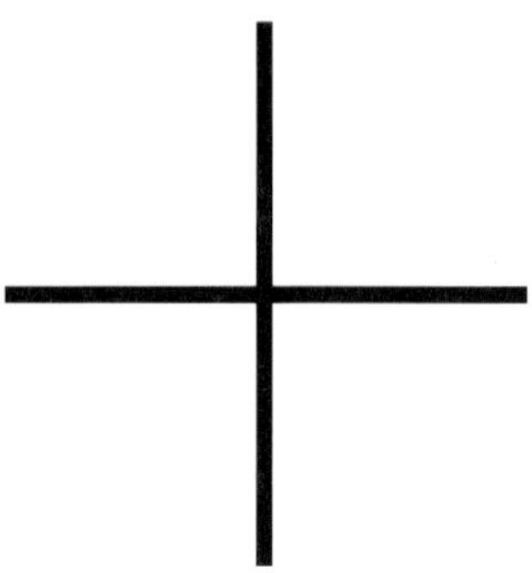

Gleichschenkliges Kreuz schützt, lässt negative Schwingungen nicht durch (zum Beispiel Schutz vor Wasseradern)

Plötzlich waren sie überall, die Ameisen. Sie bildeten eine breite Straße und bevölkerten so einen Teil unseres Büros. Da Ameisen sich auf Wasseradern wohlfühlen, konnten wir sie sehr einfach und völlig ohne Chemie vertreiben. Wir legten mit Zündhölzern Kreuze auf ihren Weg. Nach nur einem Tag war die Straße schon viel aufgelockerter und nach vier Tagen waren alle Ameisen verschwunden.

Martin und ich ertragen Federkernmatratzen sehr schlecht. Wir bekommen beide »rheumatische« Schmerzen, vor allem in den Beinen. Wenn wir das Leintuch mit den aufgemalten Kreuzen auf die Matratze legen, ist es kein Problem mehr.

* Der Fünfliber ist das Schweizer Fünffrankenstück und hat einen Durchmesser von 31.45 mm.

Und als ich im Spital war, habe ich mein elektrisches (!) Bett ausgetestet. Das Resultat war katastrophal. Ich habe daraufhin ein einfaches Kreuz auf ein (mitgenommenes) großes Klebeetikett gezeichnet und unter die Matratze geklebt. Dadurch wurde die Energie gut und ich habe, trotz OP und Schmerzen, relativ gut geschlafen. (H.K.)

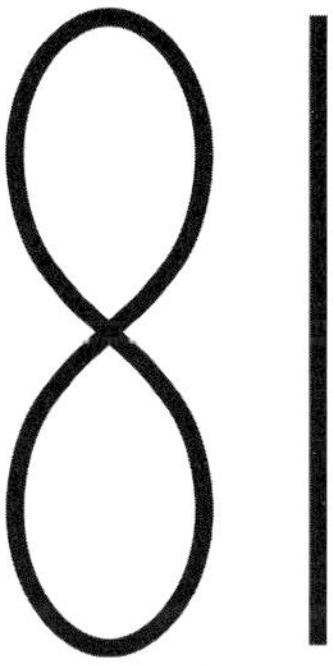

Acht und Eins schützt vor Elektrosmog

Irene und ihr Mann leiden unter unruhigem Schlaf. Außerdem hat Irene eine hartnäckige Verspannung in den Schultern. Beim Austesten der Wohnung habe ich eine hohe Elektrosmog-Belastung festgestellt: Bodenheizung, Fernseher, drei Computer und, und, und. Was mich aber am meisten erschreckte, war der Einfluss von außen. Die große Natel-Antenne auf dem Weininger Tunnel strahlt direkt ins Schlafzimmer! Da Irene keine Zeichen auf den Fenstern wollte, habe ich die 81 auf den Rollladen gemalt, sodass sie und ihr Mann wenigstens während der Nacht vor diesem negativen Einfluss geschützt sind.

Das Feedback von Irene: »Die ersten zwei Nächte haben wir gar nicht gut geschlafen, aber jetzt schlafe ich, wie auch mein Mann, viel ruhiger und entspannter!« (C.H.)

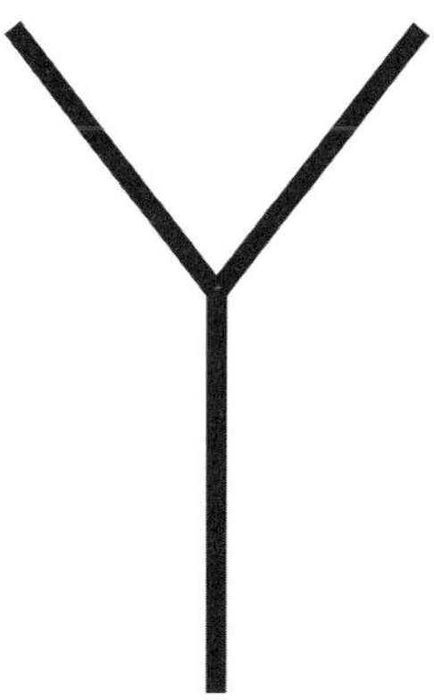

Das **Ypsilon** verstärkt bzw. stoppt die Fliesskraft (die Richtung kann deshalb wichtig sein)

Mein sechsjähriger Enkel erzählte mir, dass ein Junge, S., ihn immer wieder quäle. Aus meinen bunten Karten wählte er eine schwarze aus und als Schreibwerkzeug einen silbernen Stift. Er schrieb den Namen des Jungen auf die Karte und malte ein Y darüber. Dann hängte er die Karte über sein Bett. Nach einer Woche telefonierte er mit mir und sagte: »Großmami, der S. ist jetzt mein Freund!« Heute, nach zwei Jahren, ist das Verhältnis zwischen den beiden immer noch gut. (H.K.)

Herr L. kam bereits seit längerer Zeit wegen psychosomatischer Symptome zu mir in die Praxis. Immer wieder erzählte er mir von Konflikten zwischen ihm und seinen Angestellten. Da ihm sein Geschäft und seine Mitarbeiter viel bedeuteten, belasteten ihn solche Situationen sehr. Ich machte ihm den Vorschlag, die Namen der betroffenen Mitarbeiter mit einem Y zu versehen und in der Hosentasche bei sich zu tragen. Er fand die Idee lustig und steckte die Zettel ein. Einen Monat später wollte er von mir wissen, wie die Zettel funktionieren, es habe nämlich tatsächlich seither keine Wutausbrüche und kein Schmollen mehr gegeben. Leider konnte ich ihm zur wundersamen Wirkung des Y auch nicht mehr sagen, als dass es immer wieder verblüffend gut funktioniert! Seither ist die erste Intervention von Herrn L. bei Problemen mit Mitarbeitern das Y … (K.C.)

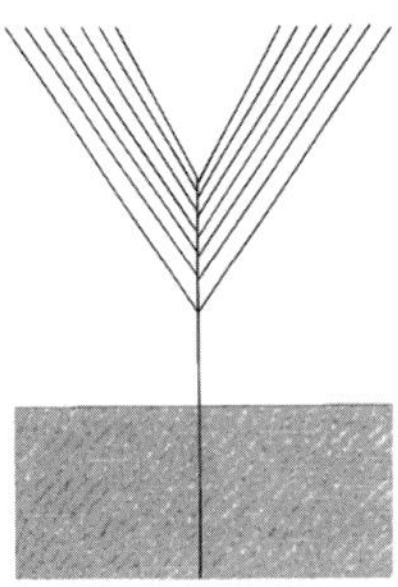

Ähre neutralisiert Elektrosmog

Am Abend kam ich im Tagungshotel an. Da es schon spät und ich von der Reise müde war, ging ich rasch ins Bett. Leider konnte ich nicht einschlafen. Daher beschloss ich, das Zimmer zu untersuchen. Mit der Rute testete ich zuerst Wasseradern aus, es waren keine vorhanden. Aber Elektrosmog. Ich nahm einen neutralen Zettel, malte die Ähre, stellte sie auf einen Stuhl – und konnte wunderbar schlafen. Am Morgen sah ich, dass in unmittelbarer Nähe des Hotels eine Starkstromleitung vorbeiführte.

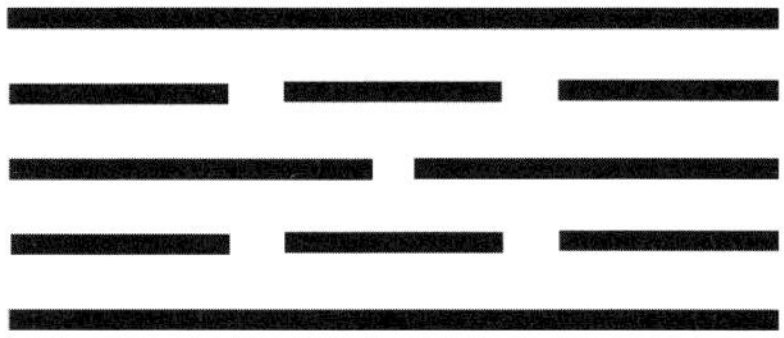

Kombinationsstriche neutralisieren Elektrosmog

Mein Hund kam selten zu mir in mein Arbeitszimmer, und wenn er kam, legte er sich immer in die Mitte des Zimmers. Als ich das Zeichen gegen Elektrosmog kennenlernte, überklebte ich damit alle Steckdosen, auch die, die sich in Bodennähe befinden. Von da an leistete mir mein Hund gerne Gesellschaft in meinem Zimmer und legte sich auch an die Wände.

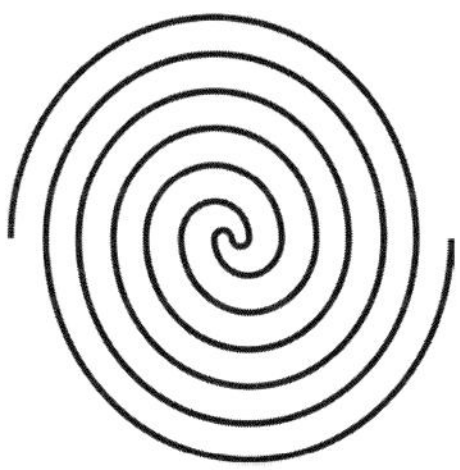

Die **Doppelspirale** energetisiert (zum Beispiel Räume und kranke Pflanzen)

Unter eine Pflanze, die »serbelte«, habe ich eine gezeichnete Doppelspirale und die Worte »Liebe und Dankbarkeit« gelegt. Nach wenigen Wochen hat sich die Pflanze erholt, und inzwischen bildet sie neue Triebe. (H.K.)*

Die Tochter einer Freundin fühlte sich in ihrem Schlafzimmer nie wirklich wohl und entspannt. Am Morgen wachte sie wie zerschlagen auf und schlief darum so oft als möglich auf dem Sofa in ihrem Wohnzimmer. Wir testeten auf Wasseradern, ohne positives Ergebnis. Die Elektrosmogbelastung hatten wir mit der Ähre behoben. Zusätzlich stellten wir mit der Rute in einer Ecke eine negative Energie fest.

Auf ein Blatt Papier malten wir die Doppelspirale und legten sie in diese Ecke. Seitdem fühlt sich S. in ihrem Schlafzimmer wohl und muss für einen entspannenden Schlaf nicht mehr ins Wohnzimmer ausweichen.

* *»Serbeln« bedeutet so viel wie »kränkeln«, »welken«.*

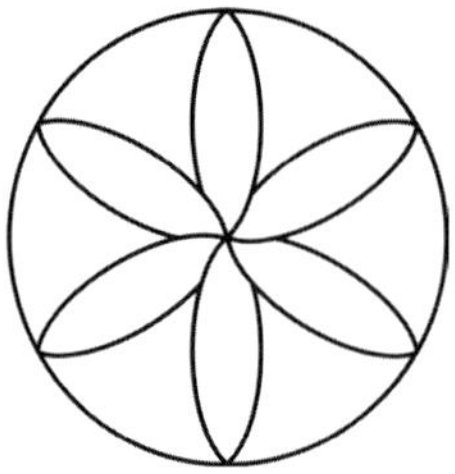

Die **Blume des Lebens** stärkt die Lebensenergie

Da ich gerne Leitungswasser trinke, doch beim Testen feststellte, dass es nicht optimal ist, stelle ich das gefüllte Wasserglas auf die »Blume des Lebens«, und schon nach kurzer Zeit hat sich die Wasserqualität verbessert.

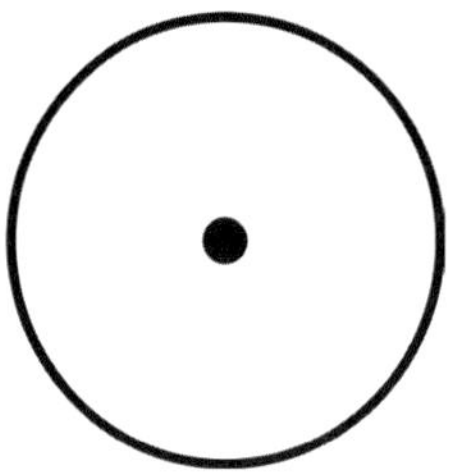

Gottvertrauen stärkt die Lebensenergie

Eine Freundin rief mich an, weil sie nun schon seit einer Woche einen schrecklichen Husten habe, nicht mehr schlafen könne und sich elend fühle und nun doch zum Arzt gehen werde. Ich riet ihr, sich das Zeichen »Gottvertrauen« auf die Bronchien und zusätzlich vier Querstriche auf die Entzündungspunkte zu malen. In der nächsten Nacht konnte sie viel besser schlafen und schob den Arztbesuch noch etwas hinaus – aber nach weiteren zwei Tagen war er gar nicht mehr nötig.

Ein zweijähriges Mädchen hat von Geburt an aufstehende Nagelfalze an beiden großen Zehen: rechts auf beiden Seiten des Zehs und links vor allem an der Außenseite (lateral). Die Nägel wachsen in diesem Bereich nicht schön abgerundet zur Zehe hin, sondern lösen sich vom Nagelbett, um dann in einem »Knick« fast senkrecht nach unten zu wachsen. Wegen dieser Deformation gehen Strampelhöschen und Socken immer sehr schnell kaputt. Auch reißen die Nägel sehr schnell ein, fransen aus oder spalten sich.

Die erste Testserie ergab: Rechte große Zehe am Ende des Nagels (vorne) lateral eine 3er-Abweichung, medial 5er. Linke große Zehe lateral 2er, medial 5er. Beide Nagelbette an der Wurzel je eine 5er-Abweichung. Ich testete aus, was zu machen sei: Ein ca. 7 cm langes, stehendes Y auf den rechten Oberschenkel oberhalb des Knies täglich neu in Rot aufmalen. Dauer: Drei Wochen und vier Tage.

Nach vier Wochen war die Krümmung der Nägel nicht mehr so stark und es sah so aus, als würden sie vom Nagelbett her »normal« nachwachsen. An der rechten großen Zehe am medialen Nagelrand sieht der Nagel schon normal aus. Die Nägel splittern seltener und fransen auch weniger schnell aus. Die erneute Austestung ergab: Alle vier Tage auf die Oberseite beider großer Zehen ein 1 cm großes Kreuz in Rot aufmalen, insgesamt fünf Mal.

Drei Wochen später hatten sich die Nägel noch weiter verändert, sie wuchsen schön nach und waren stabil. Die linke Zehe brauchte noch ein rotes Y auf dem Zehenrücken (mit dem unteren Teil des Y zum Nagelbett), das zweimal pro Tag für die Dauer von sieben Tagen aufgemalt wird. Für die rechte Zehe malten wir »Gottvertrauen« in Violett auf den Fußrücken in der Verlängerung der großen Zehe (alle vier Tage, fünf Mal insgesamt). Nach weiteren 18 Tagen war die linke Zehe vollständig in Ordnung, die recht brauchte noch drei Tage lang das Umkehrzeichen, das mit dem Finger zweimal hintereinander auf die äußere Ecke des Nagelbetts »aufgemalt« wurde. Nach Ablauf dieser Zeit konnte mit dem Y abgeschlossen werden (dreimal hintereinander über Nagel und Nagelbett aufmalen). Nur einmal, nicht wiederholen! (C.F.)

Die kleine A. hatte seit mehr als zwei Wochen Mückenstiche auf den Wangen, die stark entzündet waren und nicht abheilen wollten. Auf der rechten Seite war der Stich voller Eiter. Ich habe die Behandlung begonnen, indem ich mit UV-Stift »81« spiegelverkehrt auf die linke Hälfte der Stirn gemalt habe, und nach einem Tag waren die Stiche bereits nicht mehr so stark entzündet/gerötet. Nun malte ich »Gottvertrauen« in Rot auf die rechte Wange oberhalb des Stiches.

Wieder ein Tag später waren die Stiche nochmals kleiner geworden, trockneten aus und waren nur noch leicht gerötet. Jetzt malte ich das OM-Zeichen mit UV-Stift auf die rechte Schläfe.

Am nächsten Tag wiederum waren nur noch zwei kleine rote »Pickelchen« zu sehen: Sie brauchten nichts mehr, und nach weiteren vier Tagen waren die Stiche nur noch an zwei kleinen, leicht geröteten Tüpfchen zu erkennen. Auf Wunsch der Mutter testete ich nochmals aus: Auf die linke Wange kommt, nur mit dem Finger gezeichnet, das Symbol »Unaluur« (aus dem Buch Antares. Freie Energien und Symbolkräfte *von Werner Neuner). Danach verschwanden die Stiche innerhalb einiger Tage vollständig, ohne Narben zu hinterlassen. (C.F.)*

Der Klientin wurde vor zehn Jahren ein bösartiger Tumor aus dem Bauch operiert und dabei wurden die Lymphgefäße aus dem einen Bein entfernt. Die Patientin ist wieder vollständig gesund, hat aber seither ein sehr stark geschwollenes Bein mit verschiedenen Schmerzstellen. Sie hat damit zu leben gelernt. Ich habe ihr Bein ausgependelt, vom Unterleib nach unten, und überall, wo es nötig war, großflächig die entsprechenden Zeichen in der verlangten Lage angebracht. Ich war selbst erstaunt, dass nicht nur Umkehrzeichen und Striche nötig waren, sondern sogar liegende (!) Y in verschiedener Richtung. Ich habe aber einfach meinem Tensor vertraut und genau ausgeführt, was er mir angab. Am Schluss hatte ich irgendwie das Gefühl, diese Energie auch ausleiten zu müssen, und testete die Fußsohle aus. Intuitiv hatte ich den Eindruck, ein »Gottvertrauen« sei nötig, testete es aus und suchte die Stelle, welche mir gezeigt wurde. Das Ganze schloss ich ab mit einer Reiki-Behandlung, speziell über jedem Zeichen.

Die Klientin hat mir am nächsten Tag versichert, sie hätte sich seit der Operation noch nie so wohlgefühlt mit ihrem Bein. Der Stau sei weitestgehend weg und das Bein viel weniger geschwollen. (B.T.)

Die Klientin litt seit Jahren an erhitzten Beinen und Füßen, besonders abends und nachts, sodass sie deswegen oft nicht schlafen konnte. Einzig eiskaltes Duschen schuf Abhilfe. Ich habe auf den beiden Fußsohlen je ein »Gottvertrauen« aufgemalt, und bereits nach zehn Minuten waren der Energiestau und damit die Hitze weitgehend abgeflossen. (B.T.)

3. AIM und ihr Bezug zur Traditionellen Chinesischen Medizin (TCM)

AIM stützt sich, wie ich im Vorwort bereits erwähnt habe, unter anderem auf Erkenntnisse aus der Traditionellen Chinesischen Medizin. Dazu gehören die Lehren über die Akupunkturpunkte, die Meridiane und die fünf Elemente. Deshalb erlaube ich mir, auf diese Wissensgebiete kurz einzugehen, um damit die nötige Grundlage für unsere Arbeit, zum Beispiel die Energie-Balance, zu schaffen.

3.1 Akupunktur

Das Wort Akupunktur leitet sich ab von den lateinischen Begriffen *acus* (»Nadel«) und *pungere* (»stechen«). Diese Lehre zeigt uns, dass spezifische Stellen am Körper, sogenannte Akupunkturpunkte, eine Verbindung bzw. eine Entsprechung zu den Organen aufweisen. Wenn ich als Akupunkteur mit einer Nadel an einem genau definierten Punkt steche, beeinflusse ich den Qi-Fluss (den Fluss der Lebensenergie), wodurch das entsprechende Organ je nach Bedarf mit mehr oder weniger Energie versorgt wird.

Die erste schriftlich festgehaltene Erwähnung der Akupunktur findet sich im zweiten vorchristlichen Jahrhundert. In dem Schriftstück werden die wichtigsten Leitbahnen, verschiedene Nadeln wie auch die Stichtechnik beschrieben. Zudem werden bereits 160 klassische Akupunkturpunkte angegeben. Archäologische Erkenntnisse lehren uns, dass bereits vor 4000 bis 6000 Jahren Steinnadeln für therapeutische Zwecke verwendet wurden. Neben Steinnadeln kamen in früheren Zeiten auch Bambussplitter zur Anwendung. Im Werk von Huang Fumi (215–282 n.Chr.) erfahren wir erstmals eine genaue Lagebeschreibung der Akupunkturpunkte sowie systematische Hinweise auf deren Wirkung im Gesamtsystem.

Dieses Wissensgebiet wurde ständig weiterentwickelt und konnte sich im 10. Jahrhundert dank des Buchdruckes in China stark verbreiten. Ihren vorläufigen Höhepunkt erreichte die Akupunktur im 16. und 17. Jahrhundert. Alles bis dahin Erreichte ist in dem Werk von Yang Jizhou, »Summe der Aku-Moxi-Therapie«, zusammengefasst. Dieses und andere Werke aus der gleichen Zeit enthalten Theorien der gesamten chinesischen Medizin und Erkenntnisse über Reizpunkte und Leitbahnen (Meridiane), die bis heute in ihrer inneren Sicht und in ihren Zusammenhängen unübertroffen sind.

Dass Akupunkturpunkte in keiner Weise »mystisch« aufzufassen sind, sondern real existieren, hat der Mediziner Hartmut Heine 1988 nachgewiesen, indem er sie anatomischen Strukturen zuordnete. Danach sind Akupunkturpunkte wie »Löcher« in den Muskelhüllen, durch die Gefäßnervenbündel hindurchtreten. Es handelt sich um Reiz- und damit um Wirkungspunkte.

Gemeinsamkeiten zwischen Akupunktur und AIM

In der Akupunktur wird an genau definierten Stellen, den Akupunkturpunkten, mit einer Nadel ein Reiz ausgelöst. Dieser Impuls wirkt regulierend auf den Energiekreislauf, das Qi fließt wieder harmonisch. So wird zum Beispiel ein unterversorgtes Organ wieder mit genügend Energie versorgt, wodurch der Selbstheilungsprozess eingeleitet wird.

In unserer Arbeit benutzen wir ebenfalls Akupunkturpunkte. Aber anstelle einer Nadel setzen wir Zeichen. Die Information, die in jedem Zeichen enthalten ist, wird genau wie der Reiz der Nadel weitergeleitet und beeinflusst den Energiefluss und damit das Organ positiv.

3.2 Meridiane

Die Meridiane sind die Energiestraßen im Körper, durch die Qi (Lebensenergie) fließt. Wir können uns die Meridiane als Verbindungslinien zwischen den zusammengehörigen Akupunkturpunkten vorstellen.

In der klassischen Akupunktur spricht man von zwölf Meridianen, wobei wir zwischen zehn organbezogenen und zwei funktionellen Meridianen unterscheiden. Die zwölf Meridiane bilden Paare: Jedem Yin-Meridian (weiblich) sind ein Yang-Meridian (männlich) sowie ein Element zugeordnet.

Yin-Meridiane		**Yang-Meridiane**
Leber	←→	Gallenblase
Milz/Pankreas	←→	Magen
Niere	←→	Blase
Herz	←→	Dünndarm
Lunge	←→	Dickdarm
Kreislauf/Sexus	←→	Dreifach-Erwärmer

Gemäß dem Prinzip von Yin und Yang stehen alle Organe in Wechselbeziehung zueinander und enthalten sowohl Yin- als auch Yang-Anteile. Überwiegt die Energie bei einem Meridian, bewirkt das eine Schwächung des »Partnermeridians« und umgekehrt. Immer wird durch die »Fülle« oder »Leere« eines Meridians auch die dazugehörige Organfunktion beeinflusst. Eine lang anhaltende Störung des Energieflusses kann zu einer Erkrankung des entsprechenden Organs führen.

3.2.1 Verlauf der Meridiane

Blasenmeridian

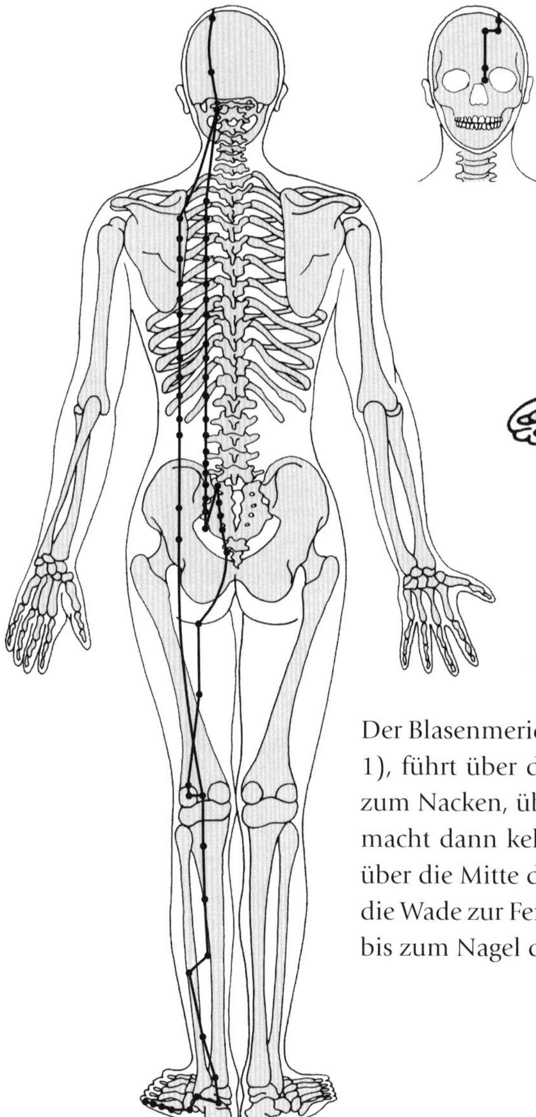

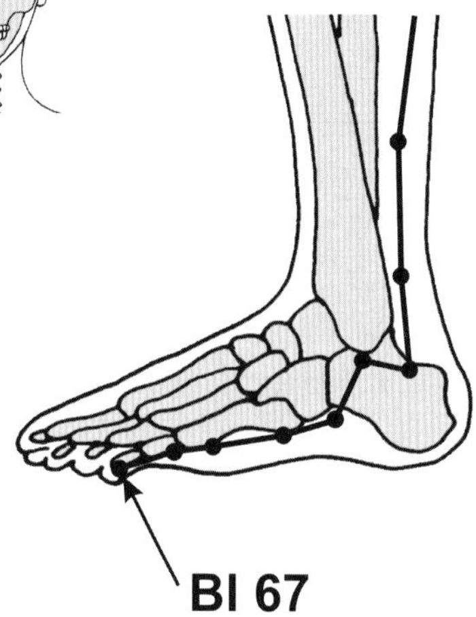

Der Blasenmeridian beginnt am Augenwinkel (Bl 1), führt über die Stirn, neben der Schädelmitte zum Nacken, über das Rückgrad zum Kreuzbein, macht dann kehrt, führt senkrecht über den Po, über die Mitte des Oberschenkels, die Kniekehle, die Wade zur Ferse, entlang der äußeren Fußkante bis zum Nagel der kleine Zehe (Bl 67).

Blase 67 (Bl 67)*
Lage: links und rechts
kleiner Zeh außen

* Die speziell bezeichneten Akupunkturpunkte sind für die Energie-Balance (s.S. 76 f.) von Bedeutung.

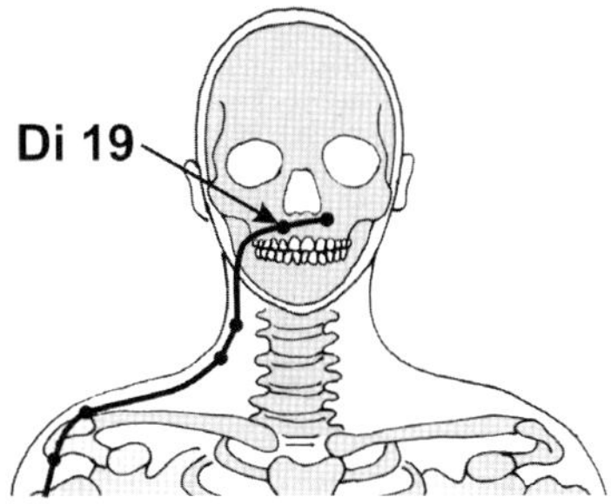

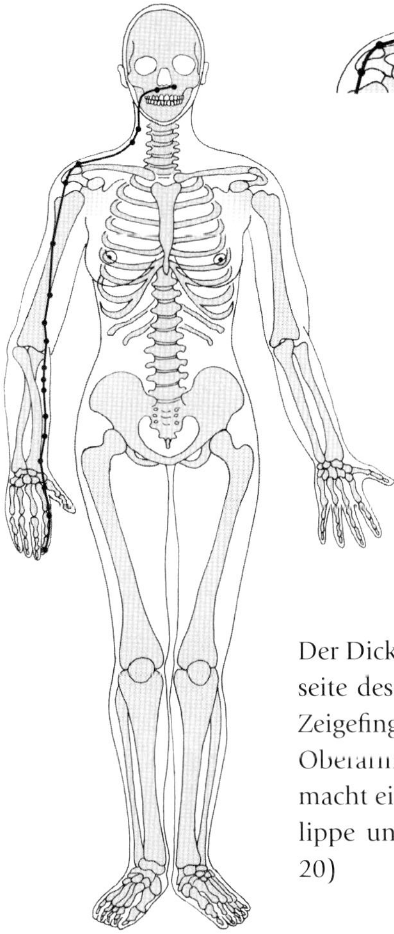

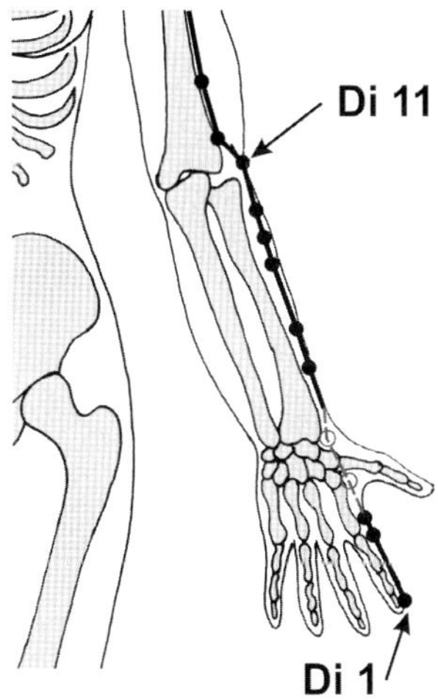

Der Dickdarmmeridian beginnt an der Innenseite des Zeigefingernagels (Di 1), führt über Zeigefingerrücken, Handrücken, Unter- und Oberarm zur Schulter, kehrt zurück zum Hals, macht einen Bogen zwischen Nase und Oberlippe und endet unter dem Nasenflügel (Di 20)

Dickdarm 1 (Di 1)
Lage: links und rechts
Zeigefinger Nagelbett daumenseitig

Dickdarm 11 (Di 11)
Lage: links und rechts
Ende Ellenbogenfalte außen;
zum leichteren Auffinden Arm beugen

Dickdarm 19 (Di 19)
Lage: links und rechts
unterhalb des Nasenlochs

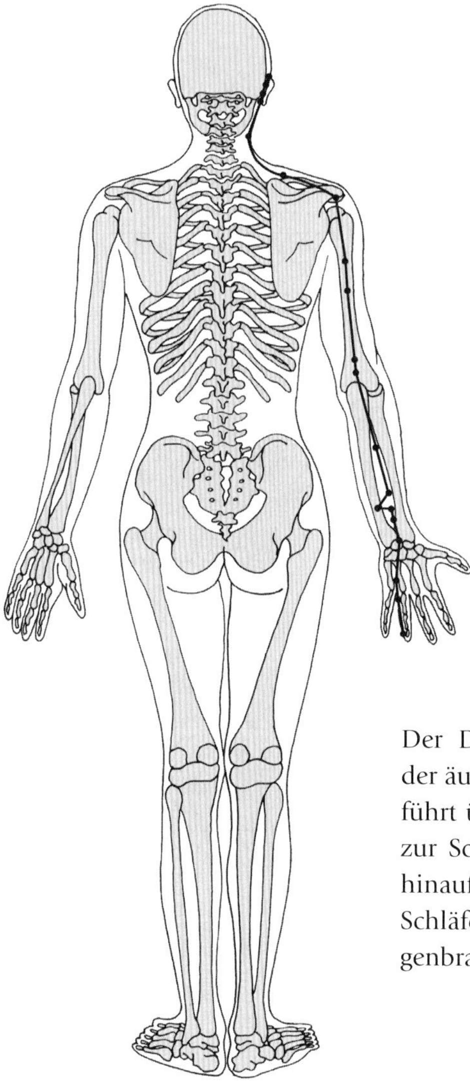

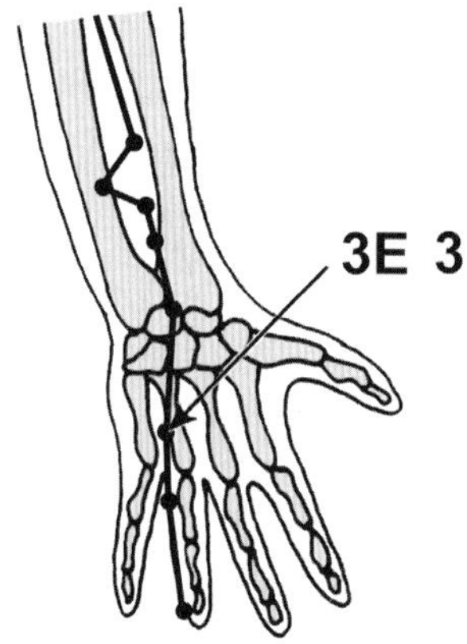

Der Dreifach-Erwärmermeridian beginnt an der äußeren Nagelecke des Ringfingers (3E 1), führt über Handrücken, Unter- und Oberarm zur Schulter, zum Nacken, seitlich den Hals hinauf bis unter das Ohrläppchen, über die Schläfe und endet am äußeren Ende der Augenbrauen (3E 23).

Dreifach-Erwärmer 3 (3E 3)
Lage: links und rechts
auf dem Handrücken
zwischem dem Mittelhandknochen
des kleinen Fingers und des Ringfingers

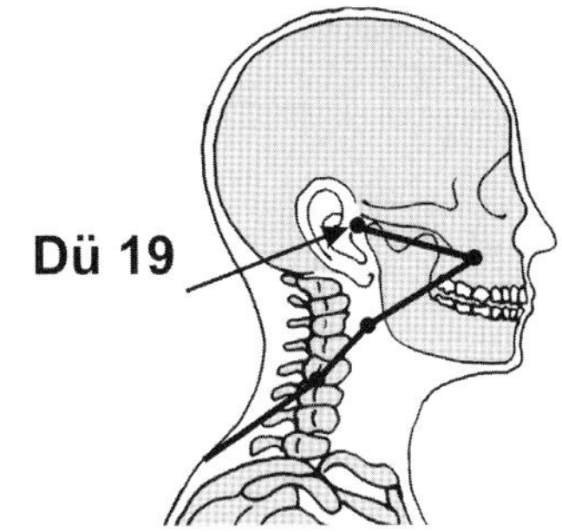

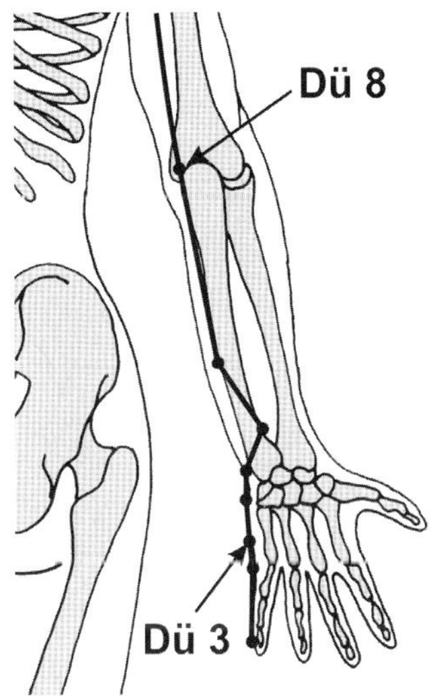

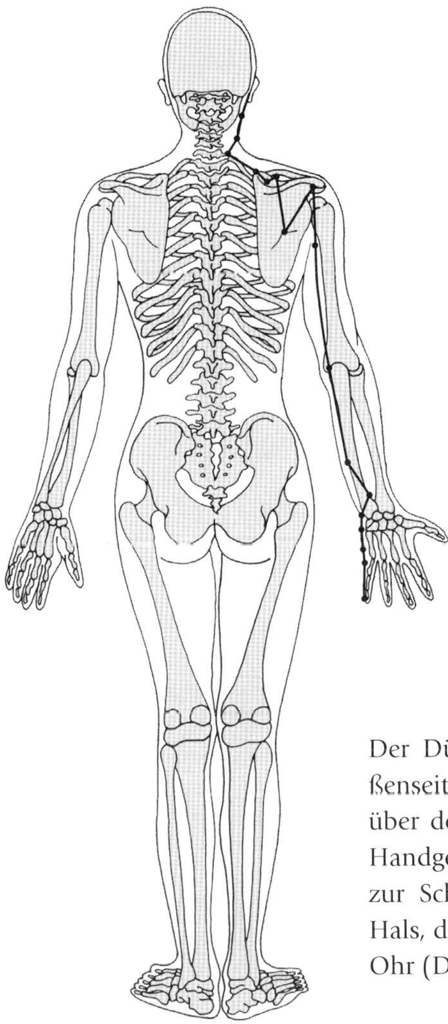

Der Dünndarmmeridian führt von der Außenseite des Nagel des kleinen Fingers (Dü 1) über den kleinen Finger zur Außenseite des Handgelenks, über den Unter- und Oberarm zur Schulter, in einer Zick-Zack-Linie zum Hals, dann in Richtung Wange und endet am Ohr (Dü 19).

Dünndarmmeridian 3 (Dü 3)
Lage: links und rechts
Faust machen, Handfalte außen

Dünndarmmeridian 8 (Dü 8)
Lage: links und rechts
Ellenbogen außen, Vertiefung zwischen Elle und Oberarmknochen

Dünndarmmeridian 19 (Dü 19) = Allergiepunkt
Lage: links und rechts
vor dem Ohr in der Vertiefung zwischen Tragus und Kiefergelenk, wenn der Mund leicht geöffnet ist

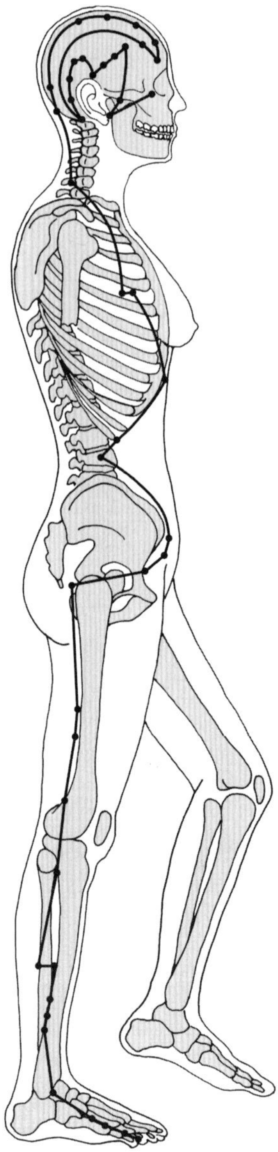

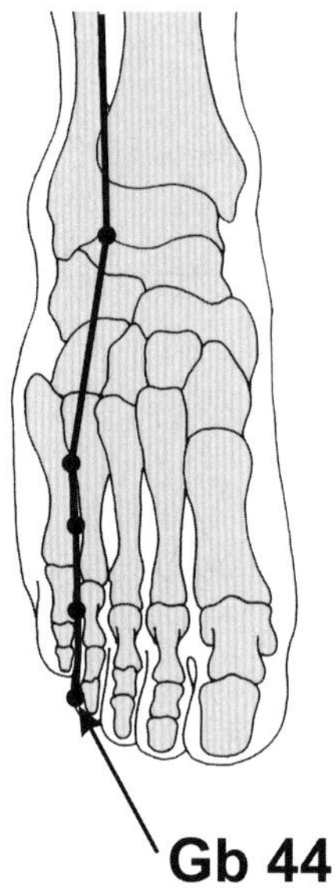

Der Gallenblasenmeridian führt vom äußeren Augenwinkel (Gb 1) weiter zum Ohrläppchen, um das Ohr herum zum Hinterkopf, geht in einem Bogen zurück zur Stirn, parallel zur Schädelmittellinie, zum Nacken, entlang der Schulter bis zur Mitte der Rückenseite, nach vorne zum Schulterblatt, seitlich der Brust zum Bauch, entlang der Beinaußenseite zum Fuß bis zum Fußknöchel und endet an der Nagelaußenseite der vierten Zehe (Gb 44).

Gallenblasenmeridian 44 (Gb 44)
Lage: links und rechts
4. Zeh, Nagelbett außen

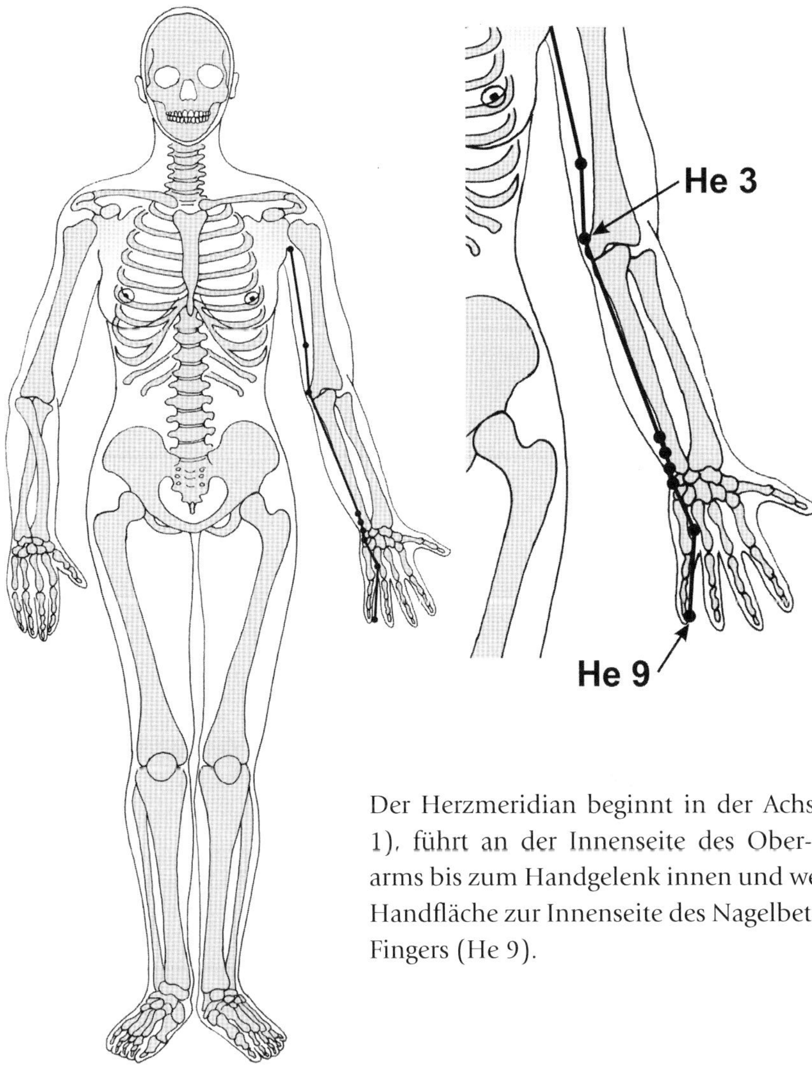

Der Herzmeridian beginnt in der Achselhöhle (He 1), führt an der Innenseite des Ober- und Unterarms bis zum Handgelenk innen und weiter über die Handfläche zur Innenseite des Nagelbetts des keinen Fingers (He 9).

Herz 3 (He 3)
Lage: links und rechts
Ende Ellenbogenfalte innen;
zum leichteren Auffinden Arm beugen

Herz 9 (He 9)
Lage: links und rechts
kleiner Finger Nagelbett innen

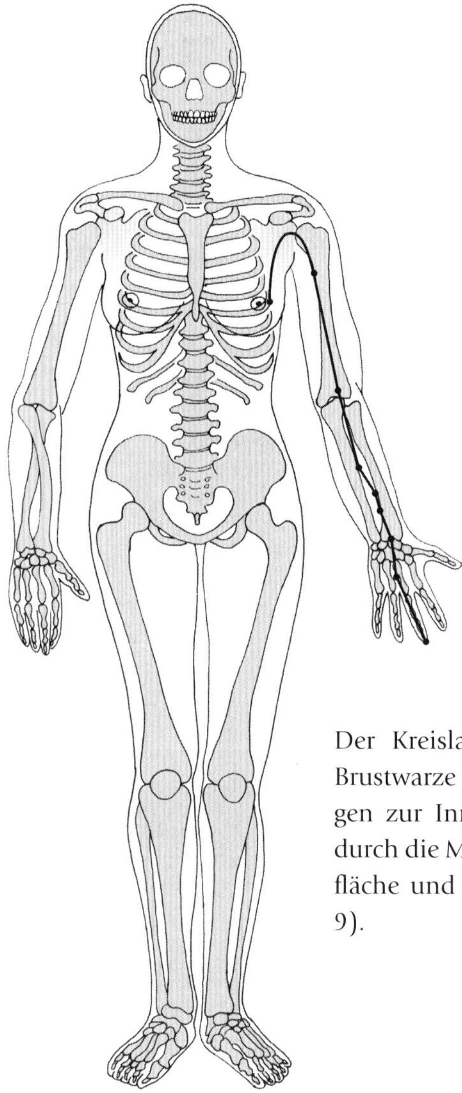

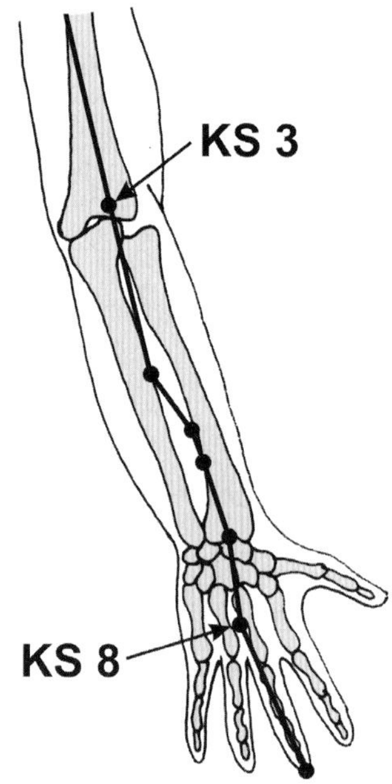

Der Kreislauf-Sexusmeridian fängt neben der Brustwarze außen an (KS 1), führt in einem Bogen zur Innenseite des Ober- und Unterarms, durch die Mitte der Handwurzel zur Handinnenfläche und bis zur Spitze des Mittelfingers (KS 9).

Kreislauf-Sexus 3 (KS 3)
Lage: links und rechts
in der Mitte der Ellenbeuge; radial neben der Sehne

Kreislauf-Sexus 8 (KS 8)
Lage: links und rechts
in der Mitte des Handtellers
zwischen 3. und 4. Mittelhandknochen

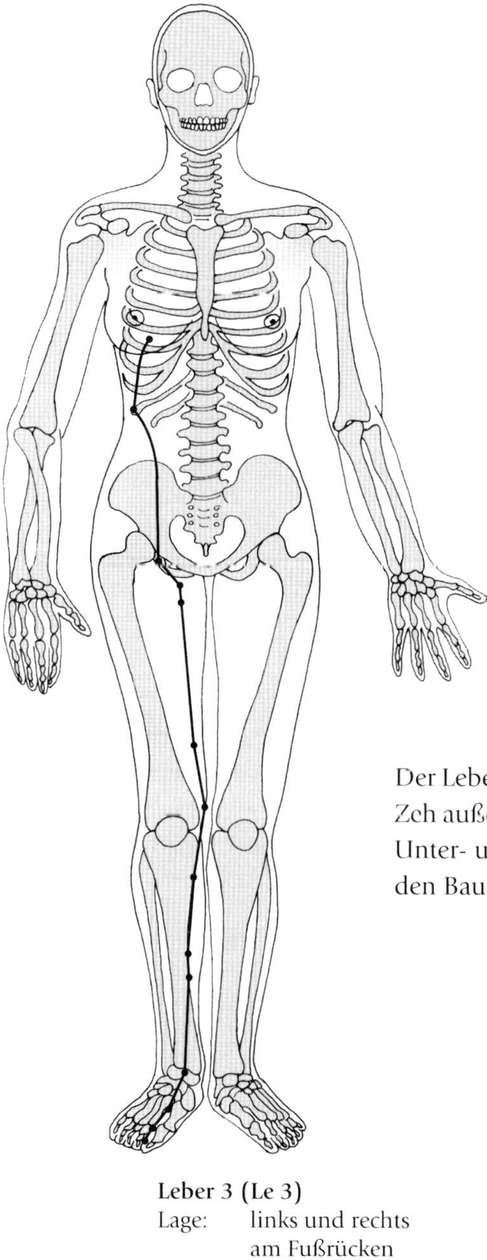

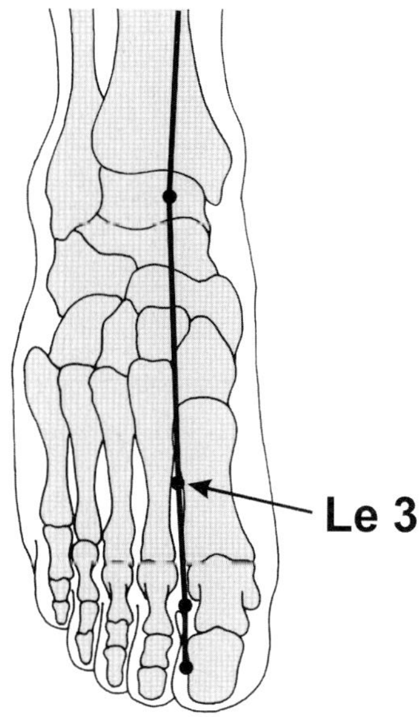

Der Lebermeridian beginnt am Fuß beim großen Zeh außen (Le 1) und führt an der Innenseite des Unter- und Oberschenkels bis zum Schritt, über den Bauch bis unter die Brustwarze (Le 14).

Leber 3 (Le 3)

Lage: links und rechts
am Fußrücken
zwischen dem Mittelfußknochen der 1. und 2. Zehe

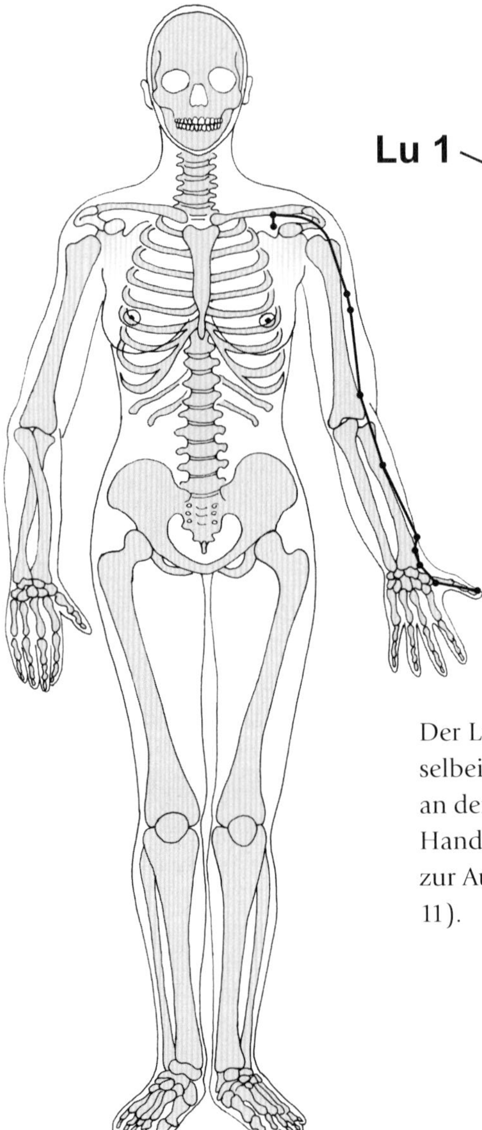

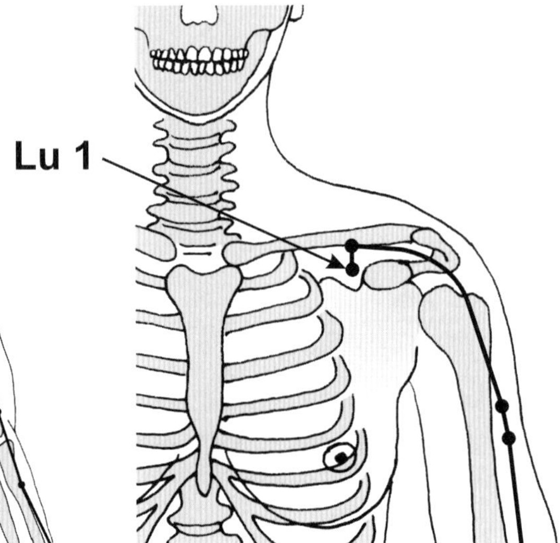

Der Lungenmeridian beginnt unter dem Schlüsselbein neben dem Schultergelenk (Lu 1), führt an der Innenseite des Ober- und Unterarms zum Handgelenk innen und über die Handfläche bis zur Außenseite des Nagelbetts vom Daumen (Lu 11).

Lunge 1 (Lu 1)

Lage: links und rechts
unterhalb des Schlüsselbeins im ersten Zwischenrippenraum;
in der Kuhle, die sich ergibt, wenn man die Schultern nach vorne zieht

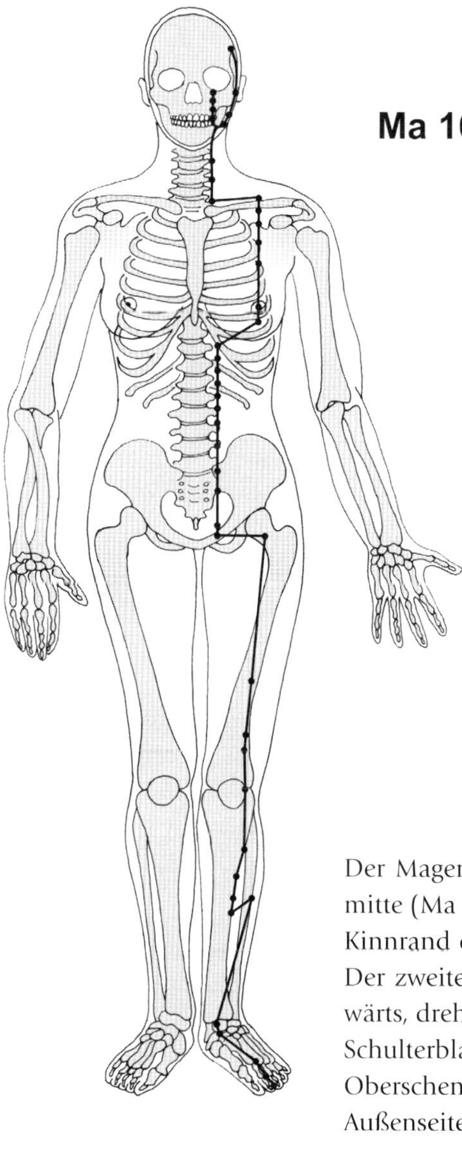

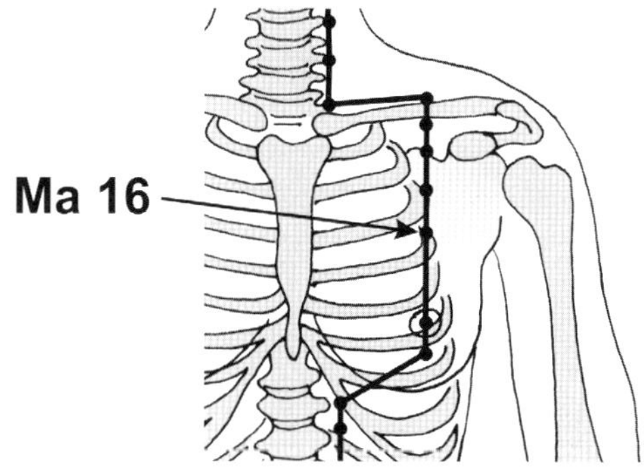

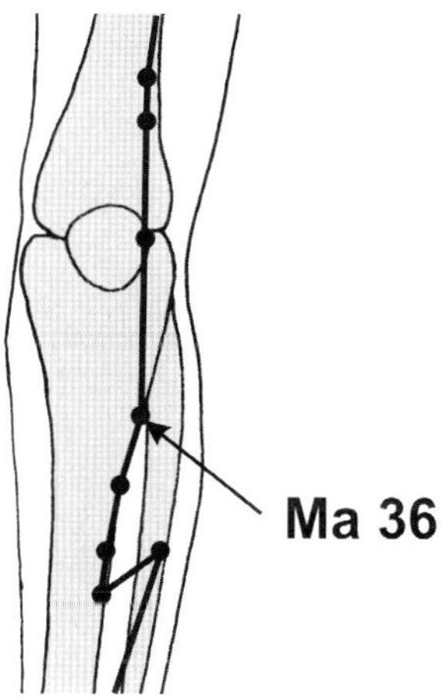

Der Magenmeridian führt von unterhalb der Augenmitte (Ma 1) nach unten am Mundwinkel vorbei, den Kinnrand entlang, vor dem Ohr bis zum Haaransatz. Der zweite Ast verläuft von der Mitte des Halses abwärts, dreht am Rippenansatz, führt von der Mitte des Schulterblatts in Richtung Brustwarze, über Bauch, Oberschenkel, Knie und Schienbein zum Fuß bis zur Außenseite des Nagelbetts der zweiten Zehe (Ma 45).

Magen 16 (Ma 16)
Lage: nur links
senkrecht über der Brustwarze im 3. Zwischenrippenraum

Magen 36 (Ma 36)
Lage: links und rechts
Handfläche auf das Knie legen: Ringfinger zeigt die Position an

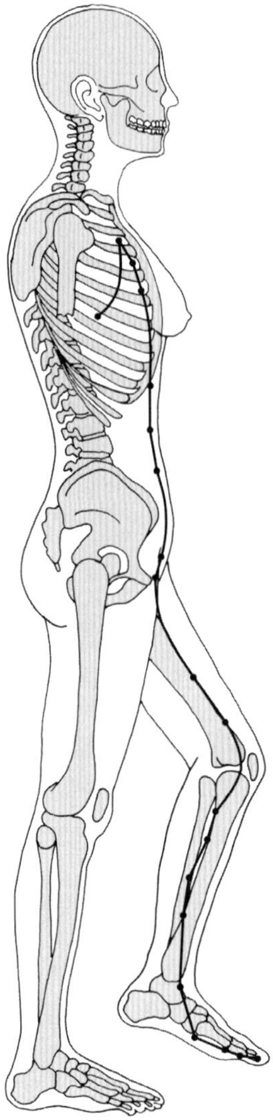

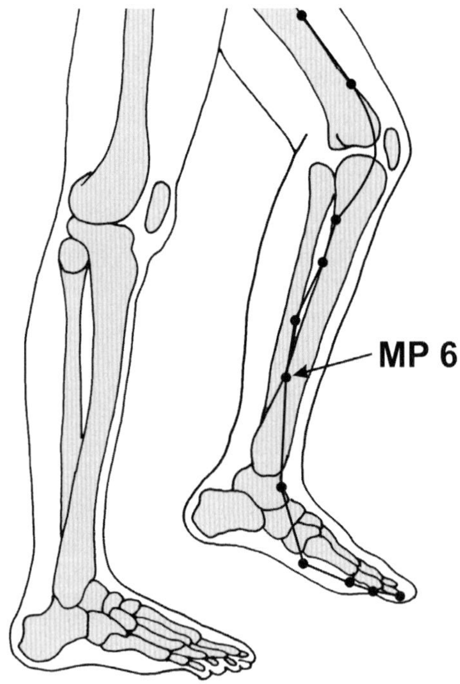

Der Milz-/Pankreasmeridian beginnt am Fuß beim großen Zeh innen (MP 1), führt über den Fußrücken zur Innenseite des Unter- und Oberschenkels, über die Bauchdecke bis unter das Schlüsselbein, dreht in einem kleinen Bogen ab und endet eine Handbreite unter der Achselhöhle (MP 21).

Milz-/Pankreas 6 (MP 6)

Lage: links und rechts
4. Querfinger über dem Fußgelenk, innenseitig

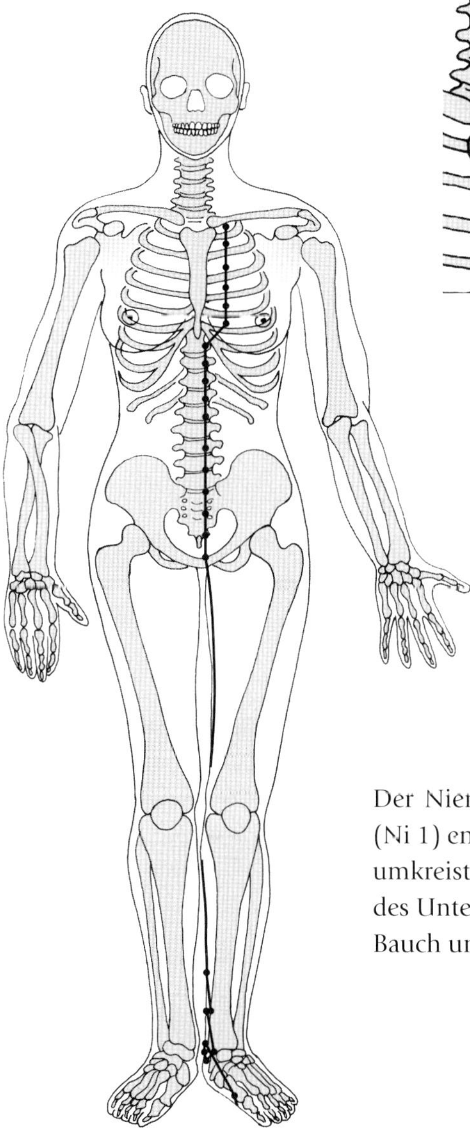

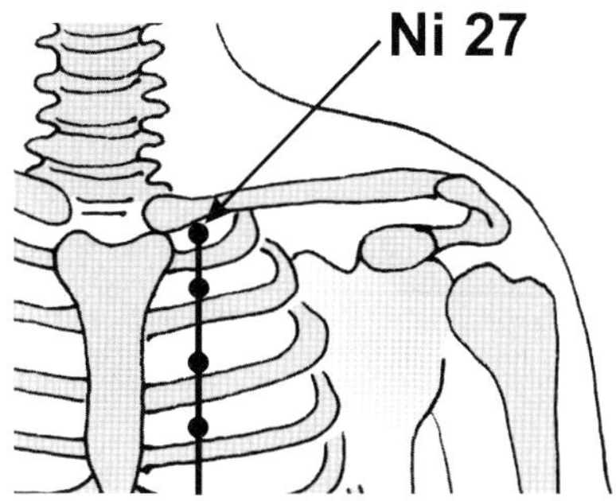

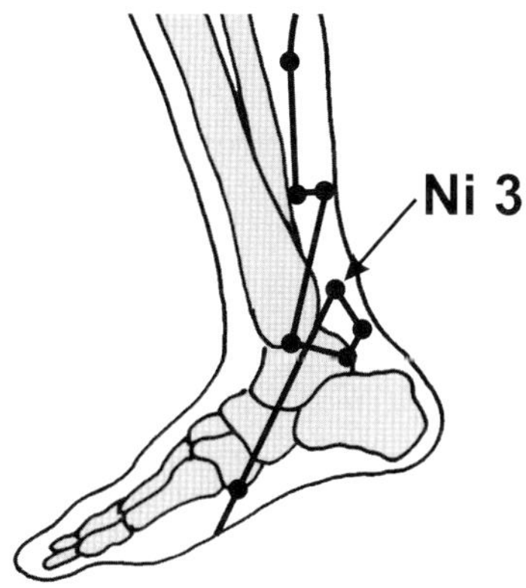

Der Nierenmeridian verläuft von der Fußsohle (Ni 1) entlang dem Fußrücken zum Fußknöchel, umkreist diesen, führt weiter über die Innenseite des Unter- und Oberschenkels, seitlich über den Bauch und bis unter das Schlüsselbein (Ni 27).

Niere 3 (Ni 3)
Lage: links und rechts
Vertiefung hinter dem Fußgelenk, innenseitig

Niere 27 (Ni 27)
Lage: links und rechts
zwischen 1. Rippe und Schlüsselbein,
etwa 2 Finger breit neben der Mittellinie des Brustbeins

Auf den Energiebahnen (Meridianen) sind die Akupunkturpunkte »angeordnet«, die wie Schaltstellen funktionieren. Gibt man an diesen spezifischen Punkten einen Impuls, so beeinflusst man die Energie in den Meridianen und damit auch die dazugehörigen Organe. Damit können Disharmonien im Energiefluss – Über- oder Unterfunktionen – behoben werden. In der klassischen Akupunktur werden diese Impulse durch Stiche ausgelöst. In der AIM malen wir Zeichen auf diese Schaltstellen und lösen so den Impuls aus. Mit diesem einfachen Vorgehen kann das Fließgleichgewicht wiederhergestellt werden.

3.3 Die fünf Elemente

Die Traditionelle Chinesische Medizin (TCM) spricht von fünf Elementen: **Holz, Feuer, Erde, Metall und Wasser**. Diese Elemente entsprechen den grundlegenden Wandlungskräften der Natur. Vom Frühling zum Sommer, vom Sommer zum Spätsommer – der im chinesischen Denken eine eigene Jahreszeit darstellt –, vom Spätsommer zum Herbst, vom Herbst zum Winter. Mit jeder Jahreszeit wandeln sich auch die Wachstums- und Lebensbedingungen in der Natur. Der Wandel der Jahreszeiten ist zyklisch und sorgt für ein harmonisches Gleichgewicht allen Lebens. Diese Dynamik ist die alles durchdringende Kraft, das Qi.

Im Frühling keimt neues Leben, der Winter bringt dessen scheinbares Ende. Aber immer wieder entsteht aus der Dunkelheit Neues, neues Leben. Auch wir Menschen, als Teil der Natur, sind diesem steten Wandel unterworfen. Gefühle wandeln sich von Freude in Leid und umgekehrt, unklare Gedanken wandeln sich in klare, und ebenso wandelt sich auch unser Körper: vom kindlichen und jugendlichen zum reifen und alten Körper. Nichts bleibt bestehen, alles ist im Fluss und somit der steten Veränderung unterworfen.

Die fünf Elemente sind also auch nicht als feste Bestandteile der Natur zu verstehen, sondern sie stellen verschiedene Eigenschaften und Aufgaben dar. Die Eigenschaft von Wasser ist, Feuchtigkeit zu spenden. Die Eigenschaft von Holz ist Wachstum. Feuer bedeutet Hitze und Licht, es wärmt und erhellt. Erde steht für Stabilität, sie hält zusammen und nährt, und das Metall schließlich bedeutet Schärfe und Klarheit, es kann formen, härten und trennen.

Mit der Lehre der fünf Elemente werden auch die wechselseitigen Beziehungen der Natur aufgezeigt. Ein Element bringt das andere hervor bzw. ist vom anderen abhängig. Feuer braucht Holz, um zu brennen, Holz braucht Wasser, um zu wachsen usw.

Die fünf Elemente (Organfunktionen) unterstützen sich aber nicht nur gegenseitig, sondern kontrollieren und regulieren sich auch, sodass innerhalb der Elemente nichts übermächtig wird. Am Beispiel der Organfunktionen zeigt sich dies folgendermaßen:

Leber/Gallenblase (Holz) kontrolliert/reguliert den Funktionskreis der Erde (Milz/Bauchspeicheldrüse, Magen).
Milz/Pankreas/Magen (Erde) kontrolliert/reguliert den Funktionskreis des Wassers (Niere, Blase).
Niere/Blase (Wasser) kontrolliert/reguliert den Funktionskreis des Feuers (Herz, Dünndarm).
Herz/Dünndarm (Feuer) kontrolliert/reguliert den Funktionskreis des Metalls (Lunge, Dickdarm).
Lunge/Dickdarm (Metall) kontrolliert/reguliert den Funktionskreis des Holzes (Leber, Gallenblase).

Neben diesem stärkenden Kontrollzyklus gibt es aber auch einen schwächenden und krankmachenden Zyklus. In Analogie zu den Naturvorgängen bedeutet das:

Ein Übermaß an Holz verdichtet die Erde – die Erde wird geschwächt.
Ein Übermaß an Feuer schmilzt das Metall – das Metall wird geschwächt.
Ein Übermaß an Erde verunreinigt das Wasser – das Wasser wird geschwächt.
Ein Übermaß an Metall schneidet das Holz – das Holz wird geschwächt.
Ein Übermaß an Wasser löscht das Feuer – das Feuer wird geschwächt.

Die fünf Elemente und ihre Analogien

Holz

Himmelsrichtung:	Osten
Klimatische Bedingung:	Wind
Jahreszeit:	Frühling
Organe:	Leber (Yin), Gallenblase (Yang)
Farbe:	Grün
Geschmack:	sauer
Emotion:	Toleranz/Zorn

Feuer

Himmelsrichtung:	Süden
Klimatische Bedingung:	Hitze

Jahreszeit:	Sommer
Organe:	Herz (Yin), Dünndarm (Yang)
Farbe:	Rot
Geschmack:	bitter
Emotion:	Freude/Begierde

Erde

Himmelsrichtung:	Mitte
Klimatische Bedingung:	Feuchtigkeit
Jahreszeit:	Spätsommer
Organe:	Milz/Pankreas (Yin), Magen (Yang)
Farbe:	Gelb und Braun
Geschmack:	süß-mild
Emotion:	Sympathie/Grübeln

Metall

Himmelsrichtung:	Westen
Klimatische Bedingung:	Trockenheit
Jahreszeit:	Herbst
Organe:	Lunge (Yin), Dickdarm (Yang)
Farbe:	Weiß
Geschmack:	scharf
Emotion:	Offenheit/Traurigkeit

Wasser

Himmelsrichtung:	Norden
Klimatische Bedingung:	Kälte
Jahreszeit:	Winter
Organe:	Nieren (Yin), Blase (Yang)
Farbe:	Schwarz
Geschmack:	salzig
Emotion:	Mut/Angst

Frau M. hatte seit drei Wochen Schmerzen beim Bewegen des linken Handgelenks. Sie vermutete eine Sehnenscheidenentzündung. Ihr Hausarzt war im Urlaub, und sie hatte darum erst in zwei Wochen einen Termin bei ihm. Sie wollte wissen, ob ich unterdessen etwas gegen die Schmerzen unternehmen könnte, denn diese wurden auch mit Schmerzmitteln nicht viel besser. Bei der Energie-Balance mussten die Akupunkturpunkte des Leber- und des Gallenbla-

senmeridians mit einem Siebenerzeichen beschriftet werden. Weiter war ein Siebenerzeichen seitlich am Handgelenk anzubringen. Beim Aufmalen erklärte ich ihr, dass die beiden betroffenen Meridiane dem Element Holz zugeordnet seien und thematisch oft mit der Abwehr vor Neuerungen zu tun hätten. Sie erzählte mir darauf, dass an ihrem Arbeitsplatz seit einem Jahr alles auf den Kopf gestellt werde und niemand wisse, was ihn am Morgen erwartet. Sie konnte all ihren aufgestauten Gefühlen Luft machen. Am nächsten Tag meldete sich Frau M., um mir zu sagen, dass die Schmerzen deutlich nachgelassen hätten. Nach zwei Wochen nahm sie den Termin bei ihrem Hausarzt wahr, welcher eine Sehnenscheidenentzündung diagnostizierte und diese weiterbehandelte. (K.C.)*

3.4 Die Organuhr

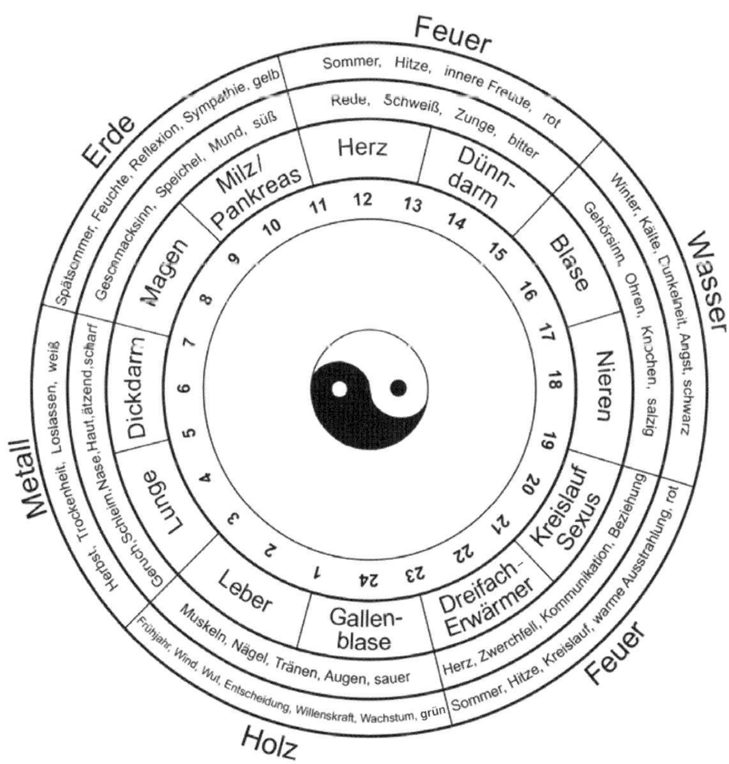

* Sieben parallele Striche oder zwei parallele Striche plus Umkehrzeichen.

Jeder Meridian wird pro Tag während zwei Stunden besonders stark mit Energie versorgt. In dieser Phase können Störungen der entsprechenden Organe am besten beobachtet werden. In dieser Zeit haben wir aber auch die Möglichkeit, am wirkungsvollsten einzugreifen (zum Beispiel mit Medikamenten).

03.00 – 05.00 Lunge (Yin)
Die Organuhr beginnt nach der klassischen Lehre der Akupunktur mit dem Funktionskreislauf der Lunge, dem Organ, welches uns mit dem Leben und der Welt verbindet. Da sich zum Morgen hin die Atemwege etwas zusammenziehen, ist dies für Menschen mit Atemwegsproblemen, Lungenleiden, aber auch Herzinsuffizienz eine kritische Phase. Deshalb kommt es in dieser Zeit gehäuft zu Asthmaanfällen.

05.00 – 07.00 Dickdarm (Yang)
Durch die Ausschüttung von Kortisol wird unser Körper »geweckt«. Zu den wichtigsten Funktionen des Dickdarms zählt der aktive Ausscheidungsvorgang. Damit befreit und reinigt sich der Darm von überflüssigem Ballast. Im übertragenen Sinn gilt das auch für die seelisch-geistige Ebene: Wir sollen den Tag mit reinen und klaren Gedanken beginnen, um offen dafür zu sein, Neues aufzunehmen.

07.00 – 09.00 Magen (Yang)
Der Magen ist jetzt in bester Verfassung, Nahrung aufzunehmen. Unsere Verdauung läuft in dieser Zeitspanne auf Hochtouren. Darum ist das Frühstück eine wichtige Mahlzeit, die auch ruhig etwas üppiger ausfallen darf. Es ist aber auch die günstigste Zeit, um geistige Nahrung zu sich zu nehmen: Es besteht eine gesteigerte Bereitschaft, sich Neuem zuzuwenden, sich auf Neues einzulassen.

09.00 – 11.00 Milz/Bauchspeicheldrüse (Yin)
In dieser Zeitspanne ist unser Körper sehr widerstandsfähig, und deshalb ist dies auch die optimale Zeit für operative Eingriffe, Impfungen usw. Die Körpertemperatur erreicht hier ihr Maximum. Der Vormittag ist zudem die beste Zeit zum Lernen, da Milz und Bauchspeicheldrüse für das Denken (Kurzzeitgedächtnis) verantwortlich sind. Die Milz steuert unser analytisches Denken, und die Bauchspeicheldrüse (Pankreas) gilt als das »Hirn des Bauches«.

11.00 – 13.00 Herz (Yin)
Das Herz ist das Organ der Freude und der Liebe und wird dem Element Feuer zugeordnet. Die Herzzeit ist dann, wenn die Sonne ihren Höchststand erreicht hat. Feuer bringt Wärme und ist damit auch Grundlage für alles Leben.

Es ist aber auch die Zeit, in der das Herz für einen Infarkt am anfälligsten ist. Während dieser Zeitspanne sollten starke körperliche Belastungen und Stress möglichst gemieden werden.

13.00 – 15.00 Dünndarm (Yang)
Die Funktion des Dünndarms ist es, Reines von Unreinem zu trennen. Er »überprüft« die aufgenommene Nahrung und »entscheidet«, was davon aufgenommen bzw. ausgeschieden werden muss. Wir befinden uns im Mittagstief: Wer jetzt seinen Körper zu sehr forciert (z.B. durch Sport), beeinträchtigt seine Verdauung.

Auf der seelisch-geistigen Ebene hilft der Dünndarm, das Essenzielle zu erkennen, und unterstützt uns dabei, belastende Erlebnisse zu verarbeiten.

15.00 – 17.00 Blase (Yang)
Zum Funktionskreis der Blase gehört das Langzeitgedächtnis, das sich jetzt in seiner Hochphase befindet. Das Mittagstief ist überstanden, man fühlt sich energiegeladen. Wir befinden uns jetzt im besten Zeitabschnitt, um zu lernen und produktiv zu arbeiten.

17.00 – 19.00 Niere (Yin)
Zum Abend hin übernehmen die Nieren als »Wurzel des Lebens« die Funktion, das Yang zu beruhigen. Es gilt nun, den Tag ruhig und friedlich zu beenden und uns unseren eigenen Bedürfnissen zuzuwenden. In dieser Phase ist die Wirksamkeit von Krautertees besonders hoch.

19.00 21.00 Kreislauf-Sexus (Perikard)
Der Kreislauf-Sexus ist kein Organ, sondern gilt als ranghöchster »Minister«. Ihm fällt die Aufgabe zu, den Kaiser (das Herz) sowohl vor körperlichen als auch vor seelischen Negativbelastungen zu schützen.

Es ist die Phase der Erholung und Entspannung der Hauptorgane. Störungen können depressive Verstimmungen auslösen.

21.00 – 23.00 Dreifach-Erwärmer
Der Dreifach-Erwärmer verbindet durch sein »Feuer« die drei Ebenen: Körper, Geist und Seele. Auf der körperlichen Ebene ist der Dreifach-Erwärmer für die Aufrechterhaltung des Wärmehaushaltes zuständig, auf der seelisch-geistigen für menschliche Wärme und Geborgenheit, für ein Geben und Nehmen, das uns mit unserer Umwelt verbindet. Es ist die Zeit der Meditation. Die Drüsenzentren und Chakras sind jetzt besonders aktiv.

23.00 – 01.00 Gallenblase (Yang)
In der Nacht haben wir ein Maximum an Gallenflüssigkeit gespeichert, welche wir für die Fettverdauung benötigen. Darum sollten wir am Abend nur noch leichte Nahrung zu uns nehmen, fetthaltiges Essen belastet die Galle (Gallenkoliken), die Leber und auch das Herz. Die Vitalfunktionen Blutdruck, Herzfrequenz und Temperatur werden in dieser Zeit gesenkt, der Stoffwechsel ist träge.

Auf der seelisch-geistigen Ebene gehört die Fähigkeit, Entscheidungen zur Entwicklung der eigenen Persönlichkeit zu treffen, zum Funktionskreis der Gallenblase. Dabei handelt es sich nicht um einen bewussten Prozess. Durch die Herabsetzung der Kortisol-Ausschüttung beginnt unser Körper sich zu entspannen, sodass sich die Kraft des Unbewussten durchsetzen kann.

01.00 – 03.00 Leber (Yin)
Die Leber speichert in der Nacht den Zucker und gibt ihn im Laufe des Morgens ins Blut ab. Blutzucker wirkt am Tag aktivierend und in der Nacht beruhigend. Das »Bettmümpfeli«* schenkt uns einen ruhigen Schlaf. Ist unsere Leber beispielsweise aufgrund von Wut emotional belastet, werden wir durch diese ungelösten Spannungen im gesunden Schlafverhalten gestört. Leute mit Leberproblemen und/oder einer Neigung zu Migräne (oft mitverursacht durch eine schwache Leber) wachen um diese Zeit häufig auf.

Auf der seelisch-geistigen Ebene ist die Leber (das Entgiftungsorgan) für Harmonie und Entspannung des ganzen Körpers mitverantwortlich.

3.5 Organische Zusammenhänge und Behandlungsmöglichkeiten

3.5.1 Energie-Balance

Bei der Energie-Balance testen wir genau vorgegebene Akupunkturpunkte (s. Abbildung), ermitteln mit der Rute die bestehenden Abweichungen und gleichen diese mit Zeichen aus. Dadurch können bestehende Blockaden aufgelöst und das energetische Fließgleichgewicht wieder hergestellt werden.

---

* Schweizerdeutsch für »Betthupferl«, d.h. kleine Süßigkeiten, die vor dem Zu-Bett-Gehen gegessen werden.

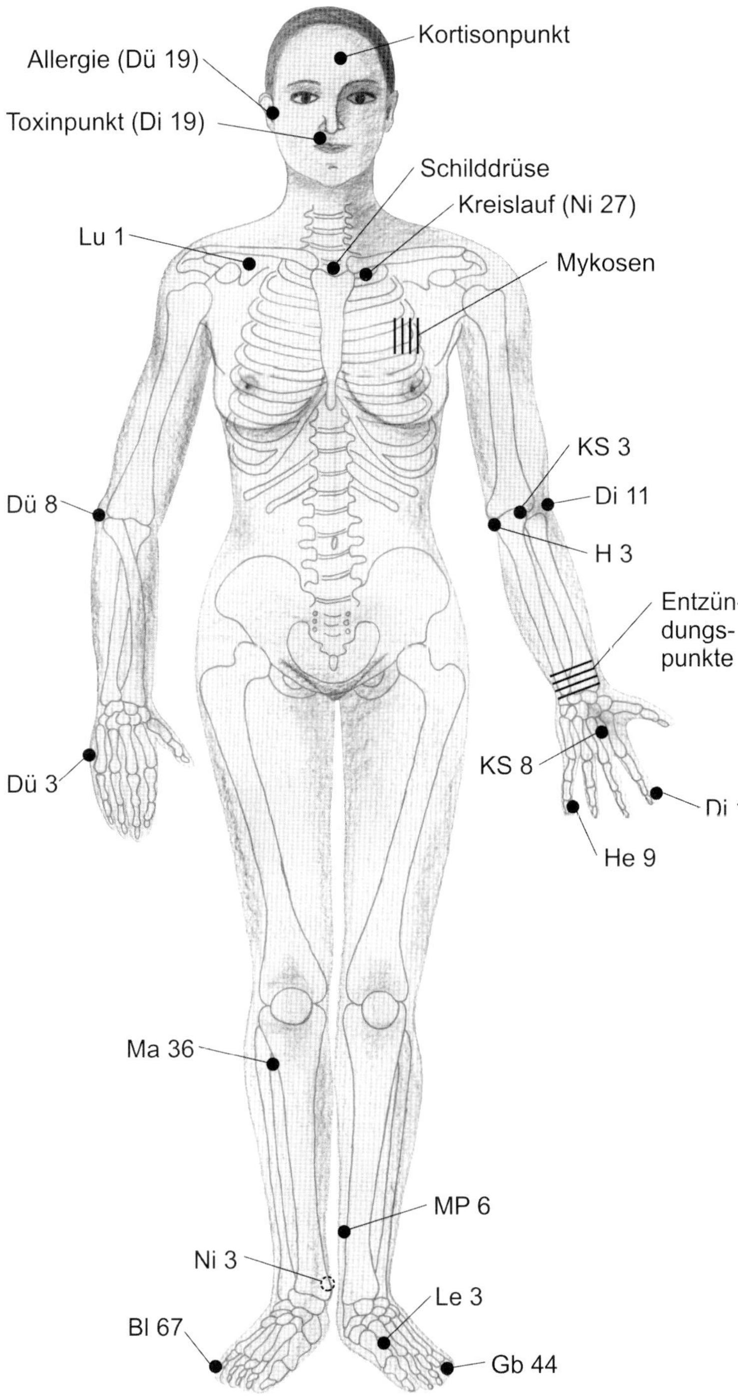
Kortisonpunkt
Allergie (Dü 19)
Toxinpunkt (Di 19)
Schilddrüse
Kreislauf (Ni 27)
Lu 1
Mykosen
KS 3
Dü 8
Di 11
H 3
Entzün-
dungs-
punkte
KS 8
Dü 3
Di 1
He 9
Ma 36
MP 6
Ni 3
Le 3
Bl 67
Gb 44

Anita, die achtjährige Nichte meines Mannes, war über Nacht bei einer Freundin eingeladen. Ich war gleichzeitig mit Anitas Eltern zum Abendessen verabredet. Kaum war unser Essen auf dem Tisch, klingelte das Telefon und eine weinende Anita bettelte ihre Mutter an, dass man sie abholen möge, sie vermisse Mami und Papi so sehr, dass sie unmöglich bei der Freundin schlafen könne. Da Anitas Eltern diese Reaktion bereits erwartet hatten, versprachen sie ihr, sie nach dem Essen abzuholen. Da ich kurze Zeit vorher im AIM-Kurs gewesen war, reizte es mich, eine »Fernbehandlung« für Anita auszuprobieren. Die Eltern waren sofort einverstanden. So pendelte ich für Anita eine Energie-Balance aus und schrieb die Akupunkturpunkte mit den getesteten Zeichen auf eine Papierserviette. Zwanzig Minuten später klingelte das Telefon erneut und Anitas freudige Stimme teilte mit, es sei ihr jetzt wieder wohl und sie wolle die Nacht bei der Freundin verbringen. Sie wünschte uns einen schönen Abend und legte auf. (K.C.)

Ramona, eine Bekannte von mir, spürte seit einigen Wochen hinter dem rechten Ohr eine Schwellung mit dem Durchmesser eines Fünflibers. Sie traute sich nicht zum Arzt zu gehen, da sie alle möglichen Ideen hatte, was es sein könnte. Nach der Energie-Balance testete ich zusätzlich ein großflächiges Siebenerzeichen direkt auf der Schwellung. Nachdem die Zeichen aufgemalt waren, verabschiedete Ramona sich und versprach mir, eine Rückmeldung zu geben. Sie wollte ebenfalls Bescheid sagen, was der Arzt zur Schwellung meint, sollte diese nicht in den nächsten Tagen von allein zurückgehen. Bereits am nächsten Morgen konnte Ramona die Schwellung nicht mehr entdecken, sie war weg! (K.C.)

Felix, der zehnjährige Sohn meiner Freunde, hatte Warzen am Körper. Einige wurden herausgeschnitten, heilten aber schlecht ab. Zudem löste dies nicht das Problem – immer kamen neue Warzen hinzu.

Wir waren mit unseren Freunden im Urlaub, und dort entzündeten sich Operationswunden. Meine Freundin fragte mich, ob ich nicht mit einem Zeichen helfen könne. Ich testete »2-Strich-Umkehr« und malte dieses Zeichen neben die Warzen. Schon am nächsten Tag war die Entzündung deutlich zurückgegangen. Meine Freundin war begeistert und fragte mich, ob man nicht das ganze Warzenproblem mit dieser Methode angehen könne. Ich machte eine Energie-Balance. An das Ergebnis erinnere ich mich nicht mehr genau, es war aber nicht vorrangig. Priorität hatte die Wasserumschreibung: »Schädliche Viren im Blut und alles, was sie verursachen« sowie »2-Strich-Umkehr« zweimal täglich. Schon nach ein paar Tagen zeigte sich eine Reaktion. Eine Warze entzündete sich, trocknete aus und fiel nach einiger Zeit ab – eigentlich wie bei Windpocken. Dies ging zu Hause weiter, erst entzündete sich eine Warze, dann trocknete sie aus und fiel ab. Und das Beste war, dass keine neuen mehr dazukamen.

Der Prozess dauerte ca. ein halbes Jahr, dann war keine einzige Warze mehr zu sehen. Zusätzlich wurde die Information »Immunsystem stärken« mit einem Ypsilon versehen auf

Wasser übertragen, das der Junge ebenfalls zweimal am Tag trank. In den ersten drei Wochen nahm Felix zusätzlich noch zweimal täglich fünf homöopathische Globuli von Thuja, mit der Potenz D6. (S.V.)

3.5.2 Organwiederholungen an der Wirbelsäule

C1 Kopf, Gehirn, Schädel
C2 Ohren, Augen
C3 Augen, Zähne
C4 Nase, Mund
C5 Gesicht
C6 Kehle, Nackenmuskeln, Schultern, Mandeln
C7 Schulter, Schilddrüse
Th1 Arme, Hände, Bronchien
Th2 Herz, Herzkranzgefäß
Th3 Lungen
Th4 Leber, Gallenblase
Th5 Leber, Sonnengeflecht, Blut
Th6 Magen
Th7 Galle, Bauchspeicheldrüse, Zwölffingerdarm
Th8 Milz, Zwerchfell
Th9 Nebennieren, Sehzentrum
Th10 Nieren
Th11 Nieren, Harnleiter, Dünndarm
Th12 Blinddarm, Lymphsystem
L1 Dickdarm, Bindegewebe
L2 Gebärmutter, Unterleib, Oberschenkel
L3 Geschlechtsorgane, Dickdarm, Blase
L4 Prostata, Rückenmuskeln, Beine
L5 Mastdarm, Verdauung, Füße
Kreuzbein Hüftknochen, Gesäß
Steißbein Enddarm, After

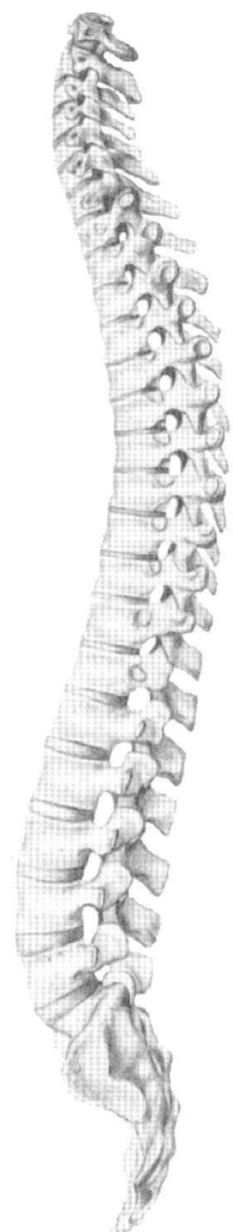

Nicht nur die Akupunkturpunkte, auch viele andere Stellen an unserem Körper weisen Entsprechungen zu bzw. Wiederholungen unserer Organe auf. Für unsere Arbeit sind neben den Akupunkturpunkten auch die Organwiederholung an der Wirbelsäule, die Selbstwiederholung der Wirbelsäule auf dem Schädel vom LG 20 bis zum Haaransatz sowie, wie wir weiter unten noch sehen werden, die Organwiederholungen an den Zähnen von Bedeutung.

Dass sich auf dem Kopf eine Selbstwiederholung der Wirbelsäule befindet, habe ich bereits angesprochen. Mit folgenden Praxisbeispielen möchte ich diesen Zusammenhang näher beleuchten.

Vor etwa 30 Jahren habe ich mir beim Schlitteln * *mein Steißbein gebrochen. Ich war etwa zehn Jahre alt. Alle paar Jahre musste ich deshalb eine Zeit lang in Therapie. Vor zwei Jahren habe ich mir, wieder beim Schlitteln, das Steißbein gestaucht. Es folgten etliche Therapien, der Erfolg war allerdings mäßig.*

Inzwischen machte sich ein Talgknoten an meinem Scheitel immer deutlicher bemerkbar. Ich wollte den Knoten schon wegmachen lassen, aber meine Homöopathin meinte, dass ich ein Mittel in Form einer dreiwöchigen Kur ausprobieren solle. Erfolglos.

Bei meinem ersten Kurs bei Leonie (am 30. April 2007) sprach ich mein Problem an. Leonie testete mich aus, und ich fand endlich heraus, weshalb alle Therapien und homöopathischen Versuche erfolglos waren: Leonie erkannte, dass der Knoten genau auf jener Stelle des Kopfes lag, die dem Steißbein zugehörig ist! Daher stammte auch der Druck, der sich immer wieder am Steißbein bemerkbar machte. Wahnsinn!!

Leonie malte meinen Kopf samt Talgknoten auf ein großes Blatt. Sie testete mich und ermittelte »1-Strich-Umkehr« für vier Wochen und drei Tage mit informiertem Wasser. Nach drei Tagen – man staune!! – konnte ich schon wieder sehr bequem auf meinem Sofa sitzen, was früher bereits nach wenigen Minuten nicht mehr möglich war! SUPER! Nach zwei Wochen konnte ich wieder längere Autofahrten machen, und das relativ schmerzfrei. GENIAL! Ich habe zwar diesen Knoten noch immer, aber er ist nicht mehr so hart und macht sich in der Frisur auch nicht mehr so stark bemerkbar.

Nach vier Wochen testete Leonie den Knoten noch einmal aus, und ich informierte mein Wasser nurmehr mit einem Umkehrzeichen für drei Wochen und vier Tage! Inzwischen bin ich bei vier Strichen angelangt, und ich mache weiter, bis ich bei einem Strich angelangt bin, was ich dann mit einem Y abschließen werde. Was für ein Erfolg! Danke, Leonie!!

Einige Wochen später: *Am Kopf hat sich ein Pickel entwickelt, den ich mit einer Kosmetiknadel aufgestochen habe. Der Knoten ließ sich gut ausdrücken, und nach drei Wochen war er völlig ausgeheilt und der Spuk vorbei! (C.H.)*

* Schweizerdeutsch für »Schlitten fahren«.

Aber auch ein negatives Beispiel soll nicht fehlen:
Als wir in einem Kurs die Selbstwiederholungen der Wirbelsäule testeten, stellten wir fest, dass sich bei einem Kursteilnehmer mit Rückenschmerzen am unteren Ende der Wirbelsäule auf der Entsprechung am Kopf – also analog dem obigen Beispiel – eine kleine Narbe befand. Obwohl ich weiß, dass man auf dem Schädel nie *Zeichen anbringen darf, glaubte ich, mit einer »sanften« Narbenbehandlung eine Ausnahme machen zu dürfen. Mit einem Strich verbanden wir die Narbe, und auf der Wirbelsäule erhielten wir beim erneuten Testen einen Ausgleich. Damit waren wir überzeugt, ein Schmerzproblem gelöst zu haben.*

Drei Wochen später, im nächsten Kurs, erfuhren wir, wie es wirklich war. Die Rückenschmerzen von J. wurden immer schlimmer und er musste sofort mit der Narbenbehandlung aufhören, um die Schmerzen wieder auf das frühere Maß zurückzuführen.

Diese negative Erfahrung macht deutlich, wie sensibel unser »System« reagiert und warum wir die Gesetze genau zu befolgen haben. Keine Zeichen auf dem Schädel! Die Narbenentstörung hätte mit einer Wasserübertragung erfolgen müssen.

3.5.3 Zahnmeridian

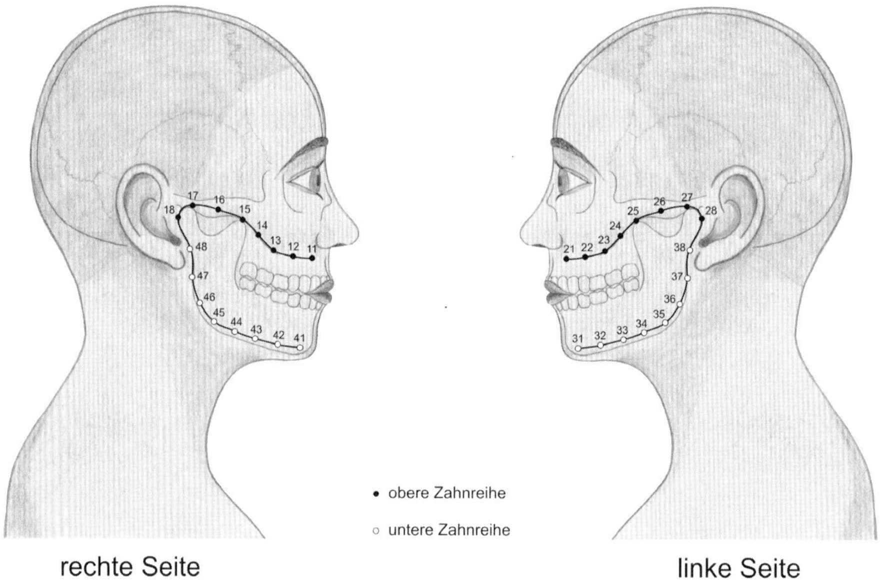

Mithilfe des Zahnmeridians können wir schnell einen Überblick über eventuelle Zahnstörfelder gewinnen. Damit man ein genaueres Ergebnis erhält, empfiehlt es sich, dass die zu testende Person mit dem Finger ihrer linken Hand den Zahn direkt berührt. Wir können aber auch die Zusammenhänge zwischen den Zähnen und den Organen betrachten.

Nach einem Zahnimplantat entzündete sich das Zahnfleisch über dem Implantat bzw. an der Narbe immer wieder. Ich malte vier Linien auf mein rechtes Handgelenk. Wenn ich sie wegließ, entzündete sich das Zahnfleisch, wenn ich sie aufmalte, verschwand die Entzündung. Nach etwa vier Monaten kehrte die Entzündung auch ohne Striche nicht wieder zurück. (H.K.)

Unser zwölfjähriger Sohn Maximilian hatte Zahnschmerzen, aber ein Zahnarztbesuch brachte keine Klarheit. Zur gleichen Zeit klagte er auch über Knieschmerzen. Das Knie war leicht geschwollen.

Ich bemalte das Knie mit »2-Strich-Umkehr« und strömte das Knie. Schon bald war das Knie wieder in Ordnung, und gleichzeitig waren auch die Zahnschmerzen verschwunden. Bei einer Kontrolle auf der Zahntafel sah ich, dass das Knie diesem Zahn zugeordnet war. (S.V.)*

* »Strömen« ist eine japanische Heilmethode zur Stärkung der Meridiane.

Zahntabelle - Organische Zuordnung

Herz Dünndarm	Pankreas Magen	Lunge Dickdarm	Leber Galle	Niere Blase	Leber Galle	Lunge Dickdarm	Pankreas Magen	Herz Dünndarm
Zwölf-fingerdarm Mittelohr Schulter Ellbogen ZNS	Rachen Kiefernhöhle Kehlkopf	Nase Neben-höhlen Siebbein (Sinus ethm.) Bronchien	Keilbein-höhle Gaumen-mandeln Augen Hüfte Knie	Harnorgane Geschlechtsorgane Stirnhöhle Rachenmandeln Ohren	Keilbein-höhle Gaumen-mandeln Augen Hüfte Knie	Nase Neben-höhlen Siebbein (Sinus ethm.) Bronchien	Rachen Kiefernhöhle Kehlkopf	Zwölf-fingerdarm Mittelohr Schulter Ellbogen ZNS

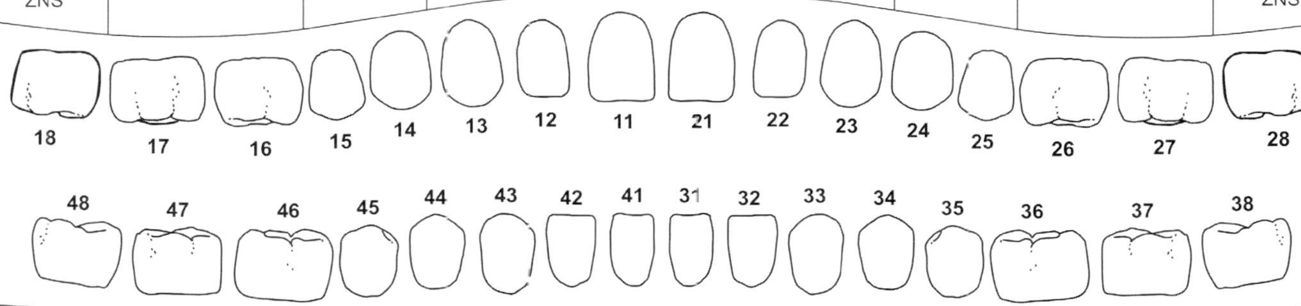

Schulter Ellbogen Illeum (Krummdarm) Mittelohr Periph. Nerven	Brustdrüsen Mittlerer Rachen Kiefernhöhle Kehlkopf	Nase Knie Neben-höhlen Siebbein (Sinus ethm.) Bronchien	Keilbein-höhle Gaumen-mandeln Augen Hüfte	Harnorgane Geschlechtsorgane Stirnhöhle Rachenmandeln Ohren	Keilbein-höhle Gaumen-mandeln Augen Hüfte	Knie Nase Neben-höhlen Siebbein (Sinus ethm.) Bronchien	Brustdrüsen Mittlerer Rachen Kiefernhöhle Kehlkopf	Schulter Ellbogen Illeum (Krummdarm) Mittelohr Periph. Nerven
Herz Dünndarm	**Pankreas Magen**	**Lunge Dickdarm**	**Leber Galle**	**Niere Blase**	**Leber Galle**	**Lunge Dickdarm**	**Pankreas Magen**	**Herz Dünndarm**

3.6 Kurzbehandlung von Phobien

Die hier aufgeführte Phobienbehandlung durch Klopfen geht auf Roger Callahan zurück. Er nennt seine Behandlungsart »Thougt Field Technique«, kurz TFT. Seine Erkenntnisse können als Grundlage für die Entwicklung der EFT (»Emotional Freedom Technique«) angesehen werden.

Die Phobienbehandlung ist eine Klopfakupressur-Methode. Das bedeutet, dass wir uns auf die Meridianlehre der TCM wie auch auf das Erkennen von Blockaden nach AIM stützen.

Durch den Einsatz des Tensors können wir auf den Muskeltest verzichten. Damit wird die TFT vereinfacht und unserer Arbeitsweise angepasst.

Vortests

1. Schritt:

Die Testperson denkt an ihre Phobie, während wir den Rutenausschlag über der rechten Hirnhälfte austesten. Wir notieren uns den Rutenausschlag.

2. Schritt:

Wir fordern die Testperson auf, den Stresswert, den sie diesem Problem zuweist, auf einer Skala von 1 bis 10 einzuordnen.

3. Schritt:

Wir testen die »Psychologische Umkehr« mit der Frage: »Möchten Sie diese Phobie loswerden?« Der Rutenausschlag zeigt uns an, ob diese Aussage zutrifft oder nicht.

Bei der »Psychologischen Umkehr« (PU) handelt es sich nach Callahan um eine Art Selbstsabotage. Wir kennen dieses Phänomen von »therapieresistenten« Klienten. Eine innere, unbewusste Haltung scheint in diesen Fällen erfolgreich gegen jede Behandlung bzw. Besserung der Situation anzukämpfen. Callahan vermutet, dass es sich hierbei um eine Umpolung der Meridianpolarität handelt, die zum Beispiel durch toxische Einflüsse ausgelöst werden kann.

Hat uns der Rutenausschlag angezeigt, dass der Klient eine PU hat, gehen wir zu Schritt 4 über, liegt keine PU vor, gehen wir direkt zu Schritt 5.

4. Schritt:

Wir klopfen den Dünndarmpunkt (Dü3) an beiden Händen 35-mal im Rhythmus von etwas weniger als einer Sekunde, während die Testperson folgenden Satz fünfmal laut wiederholt: »Ich liebe mich aus ganzem Herzen mit all meinen Problemen und Schwierigkeiten«. Damit heben wir die Psychologische Umkehr wenigstens für eine gewisse Zeit auf.

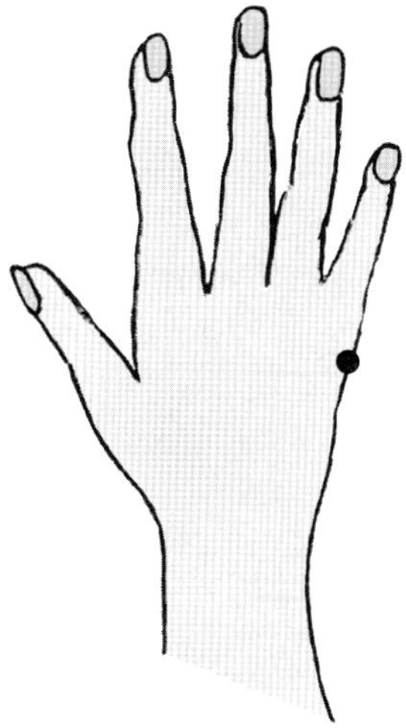

5. Schritt:
Wir testen nun, welcher Meridian von der Phobie beeinflusst bzw. durch sie blockiert ist.

a) Die Testperson hält die linke Hand auf den Magen und denkt wieder an ihr Problem. Erhalten wir nun keinen negativen Rutenausschlag mehr, so betrifft die Phobie die Blockade des Magenmeridians und wir können mit dem Ausklopfen beginnen. Zeigt uns aber die Rute noch immer einen negativen Ausschlag, müssen wir testen, ob die Phobie den Milz-/Pankreasmeridian blockiert.

b) Die Testperson hält ihre linke Hand an das freie Ende der 11. Rippe, denkt an die Phobie und wir testen den Rutenausschlag. Erhalten wir jetzt einen Ausgleich mit der Rute, blockiert die Phobie den Milz-/Pankreasmeridian.

Ausklopfen der Phobie

Haben wir durch den Testvorgang festgestellt, dass die Phobie auf dem *Magenmeridian* liegt, klopfen wir sanft 35-mal im Rhythmus von etwas weniger als einer Sekunde Ma 1 beidseitig (Punkt 1), während die Testperson ständig an ihre Phobie denkt. Anschließend klopfen wir Ma 45 ebenfalls beidseitig 35-mal.

Haben wir durch den Test festgestellt, dass die Phobie auf dem *Milz-/Pankreasmeridian* liegt, klopfen wir beidseitig zuerst MP 1 (Punkt 2), anschließend MP 21 je 35-mal.

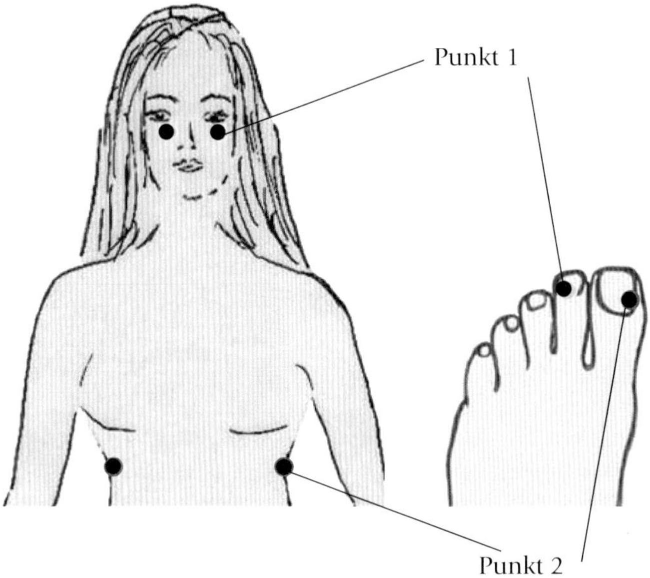

Zum Abschluss der Behandlung klopfen wir – unabhängig davon, ob die Phobie auf dem Magen- oder dem Milz-/Pankreasmeridian liegt – den Dreifach-Erwärmer 3, während wir den Klienten bitten:

- seine Augen zu schließen
- seine Augen zu öffnen
- mit den Augen bei geradem Kopf nach links unten zu schauen
- mit den Augen bei geradem Kopf nach rechts unten zu schauen
- mit den Augen bei geradem Kopf gegen den Uhrzeigersinn zu kreisen
- mit den Augen bei geradem Kopf im Uhrzeigersinn zu kreisen
- kurz einige Takte zu summen
- von 1 bis 5 zu zählen
- nochmals einige Takte zu summen

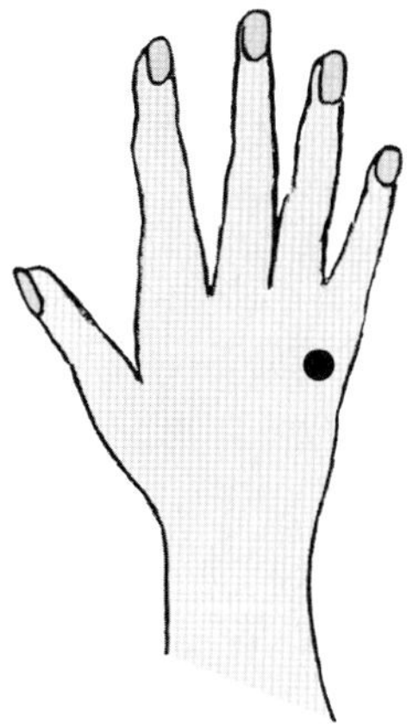

Im Normalfall wird es für die Testperson im Lauf der Klopfbehandlung immer schwieriger, an die Phobie zu denken, und vor allem löst der Gedanke daran immer weniger unangenehme Gefühle aus.

Schlusstests

Wir bitten die Testperson, erneut den Stresswert, den sie diesem Problem jetzt zuweist, auf der Skala von 1 bis 10 einzuordnen. Nun testen wir die Phobie mit der Rute noch einmal aus. In 90 Prozent aller Fälle ist die Testpeson von ihrer Phobie befreit und unsere Rute zeigt dies mit dem Ausgleich an.

Ich litt unter panischer Angst vor Schlangen. Nicht nur, dass ich niemals eine lebende Schlange (zum Beispiel im Zoo) in Ruhe hätte ansehen können, nein, schon das Bild einer Schlange löste Panik aus. Wenn im Fernsehen eine Schlange gezeigt wurde, musste ich das Zimmer fluchtartig verlassen.

Mit einer einzigen »Klopfbehandlung« hat sich meine Angst auf ein normales Maß reduziert. Ich werde kaum je eine Schlangenliebhaberin, aber ich kann endlich die Schönheit dieser Tiere sehen und – aus gesunder Distanz – auch genießen.

An einem schönen Freitagmorgen ritt ich mit Liska, dem Pferd meines Schwiegervaters, zur Reitstunde. Der Weg in die Reithalle führt an Bahngleisen entlang. An diesem Freitag kam plötzlich ein langer, laut klappernder Güterzug, der ganz anders tönte als alle Züge, denen wir bisher begegnet waren. Liska erschrak sehr, wie auch die beiden anderen Pferde, die mit mir in der gleichen Richtung unterwegs waren. Mit Mühe und Not konnte ich Liska beruhigen, was in meinem nervösen Zustand nicht gerade einfach war. Seit diesem Tag war für mich jeder Ausritt, der an einem Bahngleis vorbeiführte, Horror! Besonders schlimm war es auf der Strecke zur Reithalle. Schon der Gedanke daran verleitete mich dazu, zu Hause zu bleiben, denn es könnte ja sein, dass ein Zug kommt.

Als ich in Leonies Kurs war, behandelten wir das Thema Phobien. Ich stellte mich als Testperson zur Verfügung, um diese Bahngleisphobie ausklopfen zu lassen. Leonie tat dies mit Erfolg!

Heute reite ich ohne Umweg in die Reithalle. Das heißt, ich reite entlang den Bahngleisen, ohne ständig Angst zu haben, dass ein Zug kommen könnte. Liska und ich haben seither auch mehrere S-Bahnen gekreuzt, ohne schlechte Gefühle und ohne dass Liska reagieren musste, indem sie meine Angst übernahm. Nur die Güterzüge bereiten mir noch etwas Herzklopfen, jedoch nie so stark, dass Liska meinetwegen *unruhig werden müsste und ich die Freude am Sport verliere! (D.M.)*

Vor drei Jahren begann ich zu reiten. Obwohl ich bereits nach der ersten Reitstunde vom berühmt-berüchtigten Pferdefieber befallen war, plagten mich beim Reiten tiefe Ängste, dass mir etwas zustoßen könnte. Meine Ängste waren so mächtig, dass ich selbst nach einem Jahr kaum einen Galopp wagte und schon gar nicht einen Sprung über ein Hindernis. Übung macht den Meister, heißt es, aber bei mir traf das nicht zu – meine Angstattacken wurden im Gegenteil immer stärker! Bereits der Anblick eines Hindernisses löste bei mir Herzklopfen, weiche Knie, feuchte Hände und Panik aus. Natürlich wollte ich diese Angst so schnell wie möglich loswerden, aber nichts half – weder homöopathische Behandlungen noch autogenes Training. Selbst eine Sitzung bei einer Heilerin fruchtete nicht, denn auch sie erkannte nicht, dass es sich bei meinen Ängsten um eine tief sitzende Phobie handelte, gegen die kein Kraut gewachsen schien.

Bis ich in Leonies Kurs die von ihr adaptierte TFT-Methode kennenlernte. Leonie schaffte es, mich innerhalb einer Viertelstunde von meiner Phobie zu befreien. Schon in der nächsten Reitstunde sprang ich wie selbstverständlich über ein Hindernis! Ich bin keine sonderlich begabte Sportlerin. Aus mir wird gewiss nie eine Springreiterin, und vorsichtig bin ich auch heute noch. Aber mittlerweile entscheidet allein mein technisches Können darüber, ob ich über ein Hindernis springen will oder nicht. Manchmal wundere ich mich sogar, wie sehr mich einst eine Stange in Angst und Schrecken versetzen konnte. Aber das Wichtigste ist: Ich kann meine Liebe zu Pferden endlich auch im Sattel genießen! (C.I.)

Bezug der Klopfbehandlung zu den fünf Elementen nach der TCM

Eine Phobie blockiert entweder den Magen- oder den Milzmeridian. Beide Meridiane werden dem Element Erde zugeordnet. Durch die Blockade wird das Erdelement geschwächt, wodurch ein Ungleichgewicht mit dem Partnermeridian (Blase bzw. Niere) entsteht. Das heißt, dass die Erde das Element Wasser nicht mehr kontrollieren bzw.

in Grenzen halten kann. Infolgedessen wird die Erde vom Wasser überschwemmt, sie verschlammt, und wir verlieren den Halt. Wir spüren die Überreaktion des Elementes Wasser auch ganz direkt: Wenn wir Angst haben, verspüren wir einen vermehrten Harndrang. Durch den Klopfimpuls auf den Akupunkturstellen der zuständigen Meridiane lösen bzw. stärken wir deren Energiefluss und erhalten wieder »Boden unter den Füßen«.

Surrogat

Aus der Kinesiologie ist bekannt, dass wir in der Lage sind, Behandlungen über eine fremde Person auszuführen, die sich als Ersatz (Surrogat) für die Testperson zur Verfügung stellt. Auch bei der Klopfbehandlung eignet sich die Behandlung über ein Surrogat vor allem bei Kindern und Tieren.

Anlässlich eines Übungstages wollten wir ein Pferd, das große Angst vor den Menschen – selbst vor seinem Besitzer – zeigte, von dieser Angst befreien. Der Pferdehalter hatte einige Haare vom Schweif des Pferdes mitgebracht, stellvertretend für den »Patienten«.

Wir hatten das Glück, dass in unserem Kreis eine Tierkommunikatorin dabei war. Sie erklärte sich bereit, mit dem Tier Kontakt aufzunehmen und uns zu übermitteln, was das Pferd zu unserer Behandlung »sage«. H.B. nahm die Pferdehaare in seine linke Hand – damit stellte er die Verbindung zum Tier her – und versetzte sich mental in die Angst seines Pferdes. Während ein Teilnehmer die Phobie ausklopfte, übersetzte die Tierkommunikation die Gefühle des Pferdes.

Als der Pferdehalter am Abend nach Hause kam, kam das Pferd – zum ersten Mal! – auf ihn zu. Die Angst war weg.

Mein dreijähriger Sohn John hatte panische Angst vor Fliegen. Über eine Fotografie von John, welche ich in der linken Hand hielt, klopften wir während des Kurses seine Phobie aus. Seitdem findet mein Sohn die Fliegen »lustig«, und die Angst ist im wahrsten Sinn des Wortes »verflogen«. (B.A.)

4. Allergien

Unter Allergien verstehen wir abnorme Reaktionen auf gewisse Stoffe, die an sich völlig harmlos sind, bei gewissen Menschen aber starke, manchmal gar lebensgefährliche Symptome auslösen. Bei Allergien handelt es sich um physische Störungen, die auch mit einem psychischen Auslöser in Zusammenhang stehen können. Allergien beeinträchtigen immer die Körperenergie. Obwohl in unserer heutigen Zeit immer mehr Leute allergische Reaktionen kennen, handelt es sich keineswegs um ein neues Problem. Bereits in der Antike war bekannt, dass Insektenstiche für gewisse Menschen tödliche Folgen haben können (anaphylaktischer Schock).

Lange Zeit war man davon überzeugt, dass nur verstopfte bzw. laufende Nasen, ständiges Niesen, brennende und geschwollene Augen oder Hautausschläge Zeichen von Allergien sind. Diese Sicht hat sich mit neueren Erkenntnissen stark gewandelt. Heute weiß man, dass zum Beispiel Migräne, Kopfschmerzen, Arthritis, Muskelschmerzen, zu hoher oder zu niedriger Blutdruck, Verdauungsprobleme und eine hohe Anzahl von psychischen Verhaltensmustern wie Nervosität, Schlaflosigkeit, Angstzustände, Lern- und Konzentrationsprobleme, Depressionen und vieles mehr Ausdruck von Allergien sein können. Oft werden die Menschen »dünnhäutig« und reagieren aggressiv. Allergien haben – wie jede Art von Krankheit – eine Energiestörung zur Folge. Der normale Energiefluss ist mehr oder weniger blockiert, was einen störungsfreien Ablauf der biochemischen Prozesse behindert.

Alles, was die Lebenskraft schwächt, schwächt auch unser Immunsystem. Unser Körper wird oft durch die immense Flut an künstlichen Stoffen überfordert, die er in verträgliche und unverträgliche sortieren muss und die er oft gar nicht identifizieren kann, da sie ihm nicht bekannt sind. Durch diese Verwirrung werden auch verträgliche Stoffe oft als »Feinde« bekämpft. Erstkontakte mit Allergenen finden sehr oft bereits im Babyalter statt: Säuglinge nehmen Kuhmilch, Weizen und Zucker (oft auch in Fertignahrung) zu sich. Der Darm wird mit dem artfremden Eiweiß nicht fertig und der Organismus wird geschwächt. In späteren Jahren kann es zusätzlich zu einer (übermäßigen) Sensibilisierung gegenüber biologisch oder chemisch verwandten Substanzen kommen. Die strukturelle Ähnlichkeit löst das Symptom aus, und so entstehen Kreuzallergien. So sind sich beispielsweise Birkenpollen und Kirschen ähnlicher, als man denkt.

Nahrungsmittelallergien sind Überreaktionen auf Eiweiß oder Störungen beim Abbau von Zucker. Es ist also immer ein Problem der Darmschleimhaut, welche die Enzyme für die Eiweißtoleranzen oder den Zuckerabbau nicht bilden kann.

Obwohl es sich – wie oben festgehalten – primär um ein Darmproblem handelt, zeigen sich die Symptome nicht unbedingt am Darm, sondern oft am persönlichen »Schwachorgan«*. Man nennt dies eine »Maskierung« der Symptome. Weil die Darmschleimhaut bei der Entstehung von Allergien eine zentrale Rolle einnimmt, steht bei der Therapie folglich immer eine Darmsanierung im Vordergrund. Gleichzeitig müssen sowohl das Grundallergen als auch die Symptome auslösenden Substanzen gemieden werden.

Darmsanierung

Mit einfachen Mitteln kann der Darm auf natürliche Art saniert werden:

- Kontrolle und Wiederherstellung des Säure-/Basenhaushaltes, eventuell auch mit Basenmitteln
- Aufbauende Mittel, zum Beispiel Sauerkraut oder Gemüsesäfte mit lebenden Milchsäurebakterien, wenn keine Milchintoleranz vorhanden ist, eignet sich auch frische, ungesüßte Molke
- Energie-Balance, um den Körper zu stärken
- Entsprechende Zeichen für den Darm

4.1 Ablauf einer allergischen Reaktion

Im Blut erhöhen sich die hautsensibilisierenden Antikörper (Ig E = Immunglobuline der Klasse E) und es werden aufgrund einer Überempfindlichkeitsreaktion Histamine (Hormone) freigesetzt. Dies bringt eine Erweiterung der Arteriolen (kleine Gefäße) mit sich, was zu bekannten Symptomen wie dem Anschwellen der Nasenschleimhäute, der Rötung der Haut usw. führt. Allergien sind abhängig vom Bewusstsein. Menschen im Koma oder während eines psychotischen Zustandes kennen keine allergischen Reaktionen.

Anaphylaktischer Schock

Beim anaphylaktischen Schock kommt es zusätzlich zu einem starken Blutdruckabfall. Das vegetative Nervensystem wird gestört, es kommt zum Bewusstseinsverlust. Im schlimmsten Fall kann ein anaphylaktischer Schock zum Tod führen.

* Das Schwachorgan ist der Körperteil, der die Belastung durch Allergene am schlechtesten kompensieren kann und an dem deshalb die allergische Reaktion sichtbar wird (häufig Haut, Magen/Darm, Atemwege, Zähne/Mund, Ohren, Lymphorgane oder Gelenke.

4.1.1 Kuhmilchallergie

»Milch ist gesund« – wer kennt den Slogan nicht. Dennoch leiden viele Menschen unter einer Milchallergie bzw. Kuhmilchunverträglichkeit.

Meine Tochter Svenja leidet schon seit einigen Jahren an Mundwinkelrissen. Ich versuchte ihr mit Vitamin B6 und Vitamin B12 wie auch mit dem homöopathischen Mittel Graphites C 30 zu helfen, leider ohne Erfolg. Manchmal waren die Mundwinkelrisse zwar weg, aber nie sehr lange!

Dass Svenja auf zu viel Milch negativ reagiert, haben wir mittels eines Bioresonanztests herausgefunden. Ich habe mit Svenja eine Energie-Balance gemacht und für sie auf einen Zettel geschrieben: »Mundwinkelrisse und alles, was das verursacht« mit »2-Strich-Umkehr«. Ich testete, dass Svenja diese Wassermedizin fünf Wochen und zwei Tage lang braucht. Inzwischen habe ich denselben Text wieder ausgetestet, und wir sind bei »Umkehr« für drei Wochen und zwei Tage angelangt. Die Mundwinkelrisse sind inzwischen nicht mehr da, aber wir machen weiter bis zum Y! Ich denke, dass es ein super Erfolg sein wird, wenn sie im nächsten Winter keine Risse mehr hat!

Der nächste Winter ist schon fast vorbei: *Svenja hat keine Mundwinkelrisse mehr! Das finde ich einfach unglaublich! (C.H.)*

Martina leidet schon seit vielen Jahren unter einer Milchintoleranz. Sie würde so gerne wieder einmal Raclette essen. Zuerst habe ich bei Martina einige Narben entstört und eine Energie-Balance gemacht. Anschließend klopfte ich die Milchintoleranz aus. Nach drei Tagen rief sie mich an: Sie habe einen Joghurt genossen und danach keine Bauchschmerzen bekommen! Auf das Raclette freut sie sich jetzt schon … und wird mir Bescheid geben, wie sie sich danach fühlt. (C.H.)

Ich habe schon seit längerer Zeit immer wieder Akne im Gesicht und vor allem am Hals, und das trotz guter Hygiene! Ich ließ mir eine Energie-Balance machen und malte die ausgetesteten Zeichen regelmäßig auf. Dazu schrieb ich: »Akne, Pickel im Gesicht und am Hals und alles, was das verursacht.« Diesen Text, versehen mit dem Zeichen »2-Strich-Umkehr«, prägte ich sechs Wochen und zwei Tage lang auf Wasser. Zurzeit informiere ich Wasser zwar noch mit dem Umkehrzeichen (und dem gleichen Text) … der Anfangserfolg ist aber mäßig!

Ich habe aber inzwischen einen Allergietest gemacht und festgestellt, dass ich auf Bifidusjoghurt, den ich täglich zum Frühstück nehme, negativ reagiere. Den lasse ich jetzt weg … Ich werde Dir wieder berichten, was sich verändert hat. Auf alle Fälle mache ich weiter mit dem informierten Wasser, bis ich zum Ausgleich komme und mit einem Y abschließen kann.

Einige Wochen später: *Inzwischen habe ich fast keine Pickel mehr am Hals. Falls sich trotzdem noch einer bildet, male ich ein Umkehrzeichen darauf und er verschwindet innerhalb von zwei Tagen. Ist das nicht wunderbar, Leonie?! (C.H.)*

4.1.2 Weizenallergie

Weizen, ein hochkonzentriertes Kohlenhydrat, ist das am meisten gezüchtete, sprich: manipulierte Getreide und nach Kuhmilch das zweite Fremdeiweiß, das Babys zu sich nehmen. Eine Weizenallergie wird denn auch meist in den ersten Lebensjahren »erworben«. Im Gegensatz dazu steht die Glutenintoleranz, welche auch vererbt werden kann.

4.1.3 Glutenintoleranz

Zöliakie oder *Sprue* nennt man die Krankheit, welche durch die Unverträglichkeit von Gluten in der Nahrung verursacht wird. Gluten ist der Oberbegriff verschiedenster Klebereiweiße, die in vielen Getreidesorten vorkommen, beispielsweise in Weizen, Roggen, Gerste, Hafer, Dinkel, Urdinkel, Grünkern, Einkorn und Emmer. Zu den glutenfreien Nahrungsmitteln gehören Reis, Mais, Hirse, Buchweizen, Kartoffeln, Früchte, Gemüse, Nüsse, Fleisch, Fisch und Milch. Glutenfreie Produkte sind oft als solche gekennzeichnet, was aber nicht bedeutet, dass diese auch für Weizenallergiker verträglich sind!

Als Reaktion auf den Genuss von Gluten werden durch das Immunsystem die Zotten des Dünndarms geschädigt. Damit können Nährstoffe nur noch vermindert, das heißt ungenügend, aufgenommen werden. Eine Glutenintoleranz kann, wie alle allergischen Reaktionen, zu den verschiedensten Symptomen führen.

Symptome bei Erwachsenen
Müdigkeit, Erschöpfung, Blutarmut, Eisenmangel, Gewichtsverlust, Durchfall, Verstopfung, Blähungen, Bauch- und Knochenschmerzen und psychische Veränderungen

Symptome bei Kleinkindern
Gewichtsverlust, Wachstumsstillstand, Entwicklungsverzögerungen, Durchfall, Blähbauch, Weinerlichkeit, Gereiztheit

Tritt eines oder mehrere dieser genannten Symptome auf, sollte man immer auf eine Glutenintoleranz testen.

4.2 Unverträglichkeit

Bei einer Unverträglichkeit handelt es sich um einen chronischen Prozess. Hauptauslöser von Unverträglichkeiten sind Zucker, Weizen, Milchprodukte sowie Nahrungsmittel mit einem hohen Histamingehalt, wie zum Beispiel Fisch und Erdbeeren. Unverträglichkeiten führen oft zu Suchtverhalten. Das bedeutet, dass wir gerade darauf Lust haben, was uns schadet (Schokolade, Alkohol usw.). Symptome (zum Beispiel Arthritis) werden bei Unverträglichkeiten oft nicht mit dem Auslöser (beispielsweise Schokolade) in Verbindung gebracht.

Im Unterschied zu Allergien erfolgt bei einer Unverträglichkeit keine Vermehrung der Antikörper im Blut (Ig E), und es kann auch nicht zu einem anaphylaktischen Schock kommen.

Symptome bei Unverträglichkeit
Bluthochdruck, Übergewicht, Verdauungsbeschwerden, Muskelverspannung, ADS (Aufmerksamkeits-Defizit-Syndrom), Migräne, Aggression, schlechte Laune, Arthritis, Heuschnupfen, Neurodermitis, Juckreiz, Entzündungen, Blähungen, Müdigkeit, Unruhe, Nervosität, Durchfall, Depression usw.

Felix, der mittels Wassermedizin bereits erfolgreich von seinen Warzen befreit worden war, fragte mich, ob er mit dieser Methode auch erreichen könne, wieder Fisch zu vertragen. Wir schrieben »Süßwasserfische« auf, und nach ca. drei Monaten vertrug Felix wieder Fisch, verträgt ihn bis zum heutigen Tag und lässt ihn sich mit großem Appetit schmecken. (S.V.)

4.3 Synergien

Eine wichtige Rolle beim Testen von Verträglichkeiten spielt die *Kombination* unterschiedlicher Substanzen, die sogenannte *Synergie*. Teste ich jede Substanz einzeln aus, kann ich auf ein positives Ergebnis kommen (die Rute zeigt einen Ausgleich), kombiniere ich die Substanzen aber, kann sich das Resultat völlig ändern. Es ist beispielsweise bekannt, dass verschiedene Vitamine sich in kombinierter Form nicht nur gegenseitig blockieren, sondern sogar eine schädliche Wirkung entfalten können (Multivitaminpräparate!). Das Gleiche gilt natürlich auch für Lebensmittel. So kann Kaffee gut testen, Zucker gut testen, aber Kaffee mit Zucker eine schädigende, das heißt unverträgliche Reaktion hervorrufen.

Ein Freund meines Mannes liebt es, am Sonntagabend vor dem Essen einen Whiskey zu trinken, und zum Essen nimmt er gerne ein Glas Wein. Leider musste er sein Vergnügen oft mit Kopfschmerzen bezahlen.

Er bat mich, diverse Whiskeysorten für ihn auszutesten. Die meisten gaben »verträglich« an, wie übrigens auch der Wein. Aber dennoch hatte er Kopfschmerzen. Irgendwann kamen wir auf die Idee, Whiskey und Wein zusammen auszutesten. Und siehe da, diese Kombination war für ihn unverträglich. Seitdem entscheidet er sich entweder für einen Whisky oder ein Glas Wein, und die Probleme sind weg.

Mein Mann bekam oft nach Einladungen zum Essen starke Magen- und Darmprobleme. Wir rätselten herum, ob es an einem Öl oder sonst was liegen könnte. Aber der Gedanke schien uns schon seltsam, dass alle unsere Freunde für ihn unverträgliche Zutaten verwendeten.

Nach langem Suchen hatten wir die Lösung: Oft gibt es zum Dessert etwas mit frischen Früchten, beispielsweise Beeren. Allein testeten Früchte für meinen Mann gut, also verträglich, nach Weinkonsum aber »unverträglich«. Die Kombination war der Auslöser für die Probleme. (G.L.)

4.4 Kreuzallergien

Wer auf Pollen allergisch reagiert, hat oft auch Probleme mit bestimmten Nahrungsmitteln, die zu Juckreiz, Schnupfen, asthmatischen Symptomen, Bindehautentzündungen usw. führen können. Der Grund für solche Kreuzallergien ist die weit verzweigte Verwandtschaft der Eiweiße verschiedener Pflanzen. Das führt dazu, dass sich die Allergene ähneln. Das Immunsystem reagiert nicht nur auf Pollen, sondern wegen der Ähnlichkeit auch auf bestimmte Inhaltsstoffe von Nahrungsmitteln wie zum Beispiel Obst, Nüssen oder Gewürzen. Welche Nahrungsmittel man nicht verträgt, hängt davon ab, welches Eiweiß der Darm nicht aufnehmen kann. Das heißt für uns: Wenn wir den Hauptauslöser herausgefunden und behandelt haben, erledigen sich viele andere Allergieproblem wie von selbst. Es ist darum in einer Allergiebehandlung wichtig, immer daran zu denken, dass es sich um eine Kreuzallergie handeln könnte. Denn oft ist diese Verwandtschaft nicht offensichtlich.

Auslöser	**Mögliche Kreuzallergie**
Birke/Hasel/Erle/Eiche	Mandeln, Karotten, Nüsse, Äpfel, Birnen, Pfirsiche, Aprikosen, Brombeeren, Erdbeeren, Zwetschgen, Kirschen, Tomaten, Kräuter/Gewürze, Kiwis, Avocados, Sellerie
Getreidepollen	Getreidemehl
Gräser	Erbsen, Kiwis, Tomaten, Melonen, Roggen, Hafer, Weizen, Gerste, Pfefferminze, Kräuter/Gewürze
Korbblütler	Sellerie, Karotten, Kartoffeln, Kiwis, Gurken, Melonen, Artischocken, Tomaten, Sonnenblumenkerne, Erdnüsse, Anis, Koriander, Curry, Chili, Estragon, Zimt, Ingwer, Kümmel, Muskatnuss, Paprika, Petersilie, Pfeffer, Dill, Fenchel, Basilikum, Majoran, Oregano, Thymian

Hausmilben	Krustentiere (Krebse, Krabben, Shrimps, Langusten, Hummer)

Die Patientin kam wegen Heuschnupfens in meine Praxis. Sie hatte total geschwollene Augen und Nase. Als Kind hatte sie Neurodermitis, was bis heute anhält, wenn auch nur noch an einer Stelle am Rist des linken Fußes. Außerdem war sie allergisch gegen folgende Lebensmittel: Weizen, Hafer, Soja, Zitronen, Kirschen, Birnen, Käse, Milch etc.

Bei der Energie-Balance gaben folgende Punkte an: Lunge, Niere, Allergie. Wir begannen die Wasserinformation mit Birke, Haselnuss (15. Lebensjahr) und Gräsern (16. Lebensjahr). Nach ein paar Wochen war der Heuschnupfen sehr viel besser. Wir testeten jetzt auch diverse Nahrungsmittel aus, auf die sie früher allergisch reagiert hatte. Ganz sanft begann sie, wieder die für »gut« befundenen Lebensmittel zu essen. Es gab keine allergischen Reaktionen mehr!

Weizen gab immer noch schlecht an, sodass ich nochmals in meinen Büchern recherchierte und auf die Kreuzallergie mit Getreidepollen stieß. Das hatte ich leider vergessen. Also behandelten wir noch die Getreidepollenallergie und die Neurodermitis mit Wasserinformation. Die Energie-Balance gibt nur noch wenige Störungen an und der Frau geht es sehr gut. Ich bin gespannt, ob das nächste Mal der Weizen auch »gut« angibt. Auf jeden Fall verträgt die Frau unterdessen schon wieder sehr viele Nahrungsmittel. Ich habe ihr auch einen Tensor von dir besorgt. Sie möchte nun selbst einen Kurs bei dir besuchen, was ich ihr natürlich wärmstens empfehlen kann. (C.L.)

4.5 Testverfahren

Mit der AIM lassen sich Allergien und Unverträglichkeiten unkompliziert und zuverlässig austesten: Der Klient nimmt die zu überprüfende Substanz in die linke Hand, und der Tester hat in der rechten Hand den Tensor und hält die linke Hand über die rechte Hirnhälfte des Klienten. Der Rutenausschlag zeigt die Abweichung vom gesunden Fließgleichgewicht an. Bei einer Allergie genügt es auch, wenn der Klient den Namen des Testgegenstandes, zum Beispiel »Reis«, leise für sich denkt, laut ausspricht oder seinen linken Zeigefinger auf das geschriebene Wort (»Reis«) legt, um die Reaktion zu erhalten. Bei Kindern ist es sinnvoll, wenn sie Bilder anschauen, auf denen die möglichen Auslöser abgebildet sind, zum Beispiel eine Kuh (Milch), Katze (Haare) usw. Babys werden über die Mutter getestet: Die Mutter kann ihr Baby im Arm und in der linken Hand den Testgegenstand halten.

Beim Testen sollte die Tageszeit einbezogen werden. Frisches Obst zum Beispiel kann für den Konsum am Nachmittag ein negatives Ergebnis aufzeigen, während es für den morgendlichen Verzehr positiv testet. Es geht bei Einzeltests immer um eine Momentaufnahme. Erst durch mehrmaliges Testen kommen wir zu einem allgemeingültigen Resultat.

Auf der Suche nach Auslösern für Allergien oder Unverträglichkeiten gilt es, sich eine möglichst breite Palette an Möglichkeiten aus allen Lebensbereichen vor Augen zu halten, zum Beispiel Nahrungsmittel, Nahrungsergänzungsmittel, Pflanzen, Pollen, Tierhaare, Insektengifte, Medikamente, Impfungen, Möbel, Stoffe, Kosmetika, Duftessenzen, Reinigungsmittel, Kinderspielsachen, Metalle, Dentalmaterialien usw.

Die Katze einer Kollegin hatte einen Ausschlag, ein Ekzem am hinteren Bein. Meine Kollegin musste eine Salbe einstreichen und Spezialfutter geben, weil man eine Allergie auf das Futter vermutete. Sie strich dem Tier die Salbe ein, und das arme Büsi musste mit einem Kragen herumlaufen. Aber es wurde nicht besser.*

Meine Kollegin fragte mich, ob ich über sie die Katze testen könnte. Sie hatte das Gefühl, es könnte auch von einem Flohbiss kommen. Also testeten wir. Ein Flohbiss war ist es nicht, das Spezialfutter war gut, aber die Salbe gab sehr schlecht an! Meine Kollegin ließ die Salbe weg und wir informierten noch das Futter … und siehe da, das ominöse Ekzem ist schon fast weg! (C.L.)

4.6 Behandlungsmethoden

4.6.1 Wasser informieren

Ähnlich wie Schmerzen und andere Beschwerden lassen sich auch Allergien und Unverträglichkeiten mit informiertem Wasser kurieren. Dazu testen wir in einem ersten Schritt aus, wie hoch die allergische Belastung der betreffenden Substanz für die Testperson ist. Zeigt die Rute beispielsweise eine kreisförmige Linksdrehung an, wissen wir, dass es sich bei dieser Belastung um eine 270°-Abweichung vom Fließgleichgewicht handelt, und dass das dazugehörige geometrische Zeichen ein »Siebener« ist (also sieben parallele Striche oder zwei parallele Striche plus Umkehrzeichen).

In einem zweiten Schritt wird das Allergen, zum Beispiel »Milch«, auf einen neutralen Zettel geschrieben und mit dem ausgetesteten Zeichen, hier einem Siebener, übermalt. Ist die psychische Ursache bekannt, ist es sinnvoll, auch diese auf den Zettel zu schreiben, zum Beispiel »Schulstress«.

* Schweizerdeutsch für »Kätzchen«.

Als Nächstes testen wir aus, wie oft pro Tag und wie lange die Testperson diese Information auf Wasser übertragen trinken muss. Nach Ablauf dieser Zeit testen wir den Belastungsgrad der allergischen Substanz erneut aus, inklusive Dauer und Häufigkeit des neu zu informierenden Wassers. Mit großer Wahrscheinlichkeit hat sich die Abweichung verringert, beispielsweise von einem Siebener auf einen Fünfer (das Umkehrzeichen).

Dieses Verfahren führen wir so lange weiter durch, bis wir einen Ausgleich erreichen, das heißt, bis die Testsubstanz, hier Milch, positiv testet, bei der Testperson also keine Beschwerden mehr auslöst. Sind wir bei diesem Schritt angelangt, stabilisieren wir die Umschreibung zum Abschluss mit einem Ypsilon. Dauer und Häufigkeit der Wassereinnahme wird auch hier nochmals ausgetestet.

Pünktlich Mitte Mai begannen meine Augen zu brennen, meine Nase lief und mein Husten tönte schrecklich und nahm mir oft fast den Atem. Meine Pollenallergie war wieder da. Über die Testkarten fanden wir heraus, dass ich auf Graspollen allergisch reagierte. Auf einen grünen Zettel schrieb ich »Graspollen« und übermalte das Wort mit zwei Strichen und einem Umkehrzeichen. Nach und nach konnte ich die Zeichen reduzieren und nach vier Monaten mit dem Ypsilon abschließen. Seitdem genieße ich den Frühling und vor allem auch den Monat Mai.

Ich arbeitete heute im Forschungslabor und eine Arbeitskollegin erlitt, nachdem sie eine Feige gegessen hatte, eine akute allergische Reaktion. Sie bekam Stress, da sie ihr Allergiemittel vergessen hatte. Ich fragte sie, ob ich etwas ausprobieren dürfe, sie bejahte und ich ließ sie Wasser informieren. Sie schrieb den Namen ihres Medikamentes auf einen Zettel, überschrieb es mit einem Y, übertrug die Schwingung von links nach rechts und trank das Wasser nach drei Minuten. Schon bald trat eine deutliche Besserung ein, sodass sie in Ruhe weiterarbeiten konnte. Die Symptome waren nicht ganz verschwunden, aber ich erkläre mir das u.a. mit dem Stress, den sie hatte, weil sie drei Minuten lang anstatt zu arbeiten einfach nur dasitzen musste, die Linke salbungsvoll auf einem Stück Papier, die Rechte ein Glas Wasser haltend … Aber es hat gewirkt! Toll, nicht wahr?! (C.I.)

4.6.2 Allergien ausklopfen nach Scott/Goss

Eine weitere Möglichkeit, Allergien und Unverträglichkeiten aufzulösen, ist wie bei der Phobienbehandlung der Einsatz von Klopfimpulsen, hier nach der Methode von Scott/Goss. Dabei gehen wir folgendermaßen vor:

Wir schreiben das eruierte Allergen auf einen neutralen Zettel und legen diesen der

Testperson auf das Hara (ca. zwei Zentimeter unter dem Bauchnabel). Die Testperson hält nun ihren rechten oder linken Zeigefinger auf den Allergiepunkt (Dü 19), während wir den Rutenausschlag bestimmen. Kommen wir zu einem Ausgleich, können wir mit den Klopfimpulsen beginnen.

Wir klopfen sanft je 35-mal der Reihe nach folgende Akupunkturpunkte aus (das Allergen bzw. der Zettel bleibt während der Behandlung auf dem Hara):

1. Magen 1 und Magen 45 (Punkt 1)
2. Milz/Pankreas 1 und Milz/Pankreas 21 (Punkt 2)
3. Blase 1 und Blase 67 (Punkt 3)
4. Niere 1 und Niere 27 (Punkt 4)

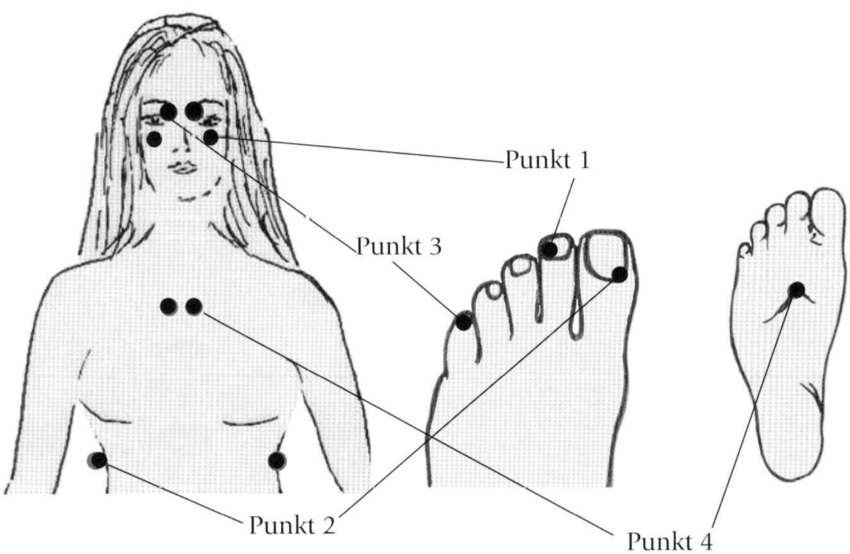

Schon seit Jahren habe ich jedes Mal einen starken Hustenanfall, nachdem ich Haselnüsse gegessen habe. Und da in sehr vielen süßen Gebäcken Haselnüsse enthalten sind, muss ich ständig aufpassen. Auch zur Blütezeit im Januar und Februar ist meine Nase im Freien immer verstopft und meine Augen tränen. Kein sehr angenehmer Zustand.

Im Kurs von Leonie hatten wir das Thema Allergien. Ich ließ mich von ihr bezüglich »Haselnüsse« austesten. Das Testergebnis war positiv. Die nächste Frage war, ob ich diese Allergie loswerden möchte. Die Rute zeigte »Ja«! Nun wurde getestet, ob sich die Behandlung nach Scott/Goss für diesen Fall eignen würde, wieder ein Ja. Leonie klopfte mir also die Allergie nach Scott/Goss aus, ein äußerst schneller und einfacher Vorgang. Zum Abschluss wurde mit dem Tensor getestet, ob ich jetzt auf »Haselnüsse« mit einem Ausgleich reagiere. Ein erneutes Ja. Damit war die Behandlung abgeschlossen.

Nach einer Woche wagte ich es, ein »Vogelnestli« mit Haselnüssen zu probieren und genoss es. Ich hatte keine Reaktion … nicht einmal ein Halskratzen …! Zufall?! Jetzt wollte ich es genau wissen und gönnte mir einen Nussgipfel. Wieder hatte ich keine Reaktion … Na gut, vielleicht ein ganz, ganz leichtes Halskratzen, aber was ist das schon im Vergleich zum Verzicht auf einen Nussgipfel, und das schon seit mehr als 10 Jahren …? Wow!*

Beim nächsten Kurs fragte mich Leonie wie es mir mit den Haselnüssen gehe. Sie testete mich nun nochmals auf Haselnüsse. Und der Ausgleich war da!! Ist das nicht wunderbar??? Ich bin gespannt auf die nächste Blütezeit! Ob meine Nase und meine Augen sich immer noch so sehr bemerkbar machen? Oder ist das Ganze einfach vorbei? (C.H.)

*Der dreijährige Sam** reagiert seit seiner Geburt allergisch auf Kuhmilch. Mit sechs Monaten hatte er einen Neurodermitis-Schub, danach oftmals sehr trockene, raue Haut. Um die Allergie in den Griff zu bekommen, kocht die Mutter ausnahmslos ohne Milch bzw. Milchzusätze. Aufgrund seiner starken Allergie muss Sam halbjährlich im Unispital Zürich auf seine Milchallergie getestet werden.*

1. Besuch der Mutter mit Sam: Da Sam nicht stillhalten möchte, teste ich bei der Mutter seine Milchallergie. Ich bekomme eine Siebener-Abweichung. Ausklopfen ist möglich. Ich mache bei der Mutter die Energie-Balance (die nichts angegeben hat) und das Ausklopfen. Danach testet die Milch positiv. Es braucht allerdings noch ein Bild mit einer Kuh drauf, die mit einem Y überzeichnet wird. Dieses Bild wird im Kinderzimmer aufgehängt. Ebenfalls wird diese Info auf einen Stein übertragen.

* Schweizer Mürbeteiggebäck.

** Name wurde geändert.

Dauer:

Bild einer »Kuh« mit Y überschrieben	*8 Tage im Kinderzimmer aufhängen*
Informierter Stein	*9 Tage auf sich tragen/mit ins Bett nehmen*

12 Tage später: Ich teste die Milch und bekomme eine Zweier-Abweichung. In Anbetracht der Tatsache, dass der Junge jeweils sehr stark auf die Milch reagiert hat, will ich eine absolut positive Reaktion bekommen. Deshalb klopfe ich die Milch an der Mutter noch einmal aus. Danach braucht es nichts mehr.

1 Monat später: Sam wird im Unispital auf seine Milchallergie getestet (Kratztest auf dem Arm). Da er noch immer ziemlich stark reagiert, wird zusätzlich ein Bluttest durchgeführt. Die Blutwerte zeigen an, dass die Allergie etwas zurückgegangen, allerdings noch immer da ist.

Mein Testen ergibt nach wie vor, dass Sam keine Milchallergie mehr hat. Deshalb besteht die Mutter darauf, dass Sam im Unispital unter Aufsicht Milch trinkt.

2 ½ Monate später: Unter Aufsicht werden Sam im Unispital 3 dl Milch verabreicht. Keine negativen Reaktionen! (Wäre dieser Test im Unispital negativ ausgefallen, hätte ich versucht, Sams Blutwerte umzuschreiben.) (C.G.)

Die 40-jährige Frau Huber reagiert seit 25 Jahren allergisch auf jegliche Art von Äpfeln. Dies äußert sich in Übelkeit, Schwellungen in der Mundhöhle und einem starken Kribbeln am ganzen Körper.*

Beim ersten Testen stelle ich eine Siebener Abweichung fest. Ausklopfen ist möglich. Ich mache eine Energie-Balance (MP 7er) und klopfe den Apfel aus. Danach gibt der Apfel positiv an. Es braucht allerdings noch die Info »Apfel mit Y« auf Wasser.

Dauer:

Info »Apfel« mit Y überschrieben	*6 Tage auf Wasser, 3x tgl. 1 Glas*

2 Wochen später: Ich teste nach, es braucht nichts mehr. Am nächsten Tag isst Frau Huber einen Apfel. Die oben erwähnten Symptome bleiben aus, bis auf ein leichtes Kribbeln am ganzen Körper, welches nach ca. 10 Min. verschwindet. Ich teste die Abweichung des Kribbelns und übertrage dieses auf Wasser.

Dauer:

Info »Kribbeln beim Apfel essen« mit einem 5er überschrieben	*4 Tage auf Wasser, 3x tgl. 1 Glas*

* Name wurde geändert.

9 Tage später: Es braucht nichts mehr. Frau Huber isst einen Apfel … es geschieht nichts.

3 Monate später: Beim Apfelessen tritt wieder Übelkeit auf. Ich teste nach. Der Apfel muss noch einmal ausgeklopft werden. Danach braucht es nichts mehr. Frau Huber isst wieder einen Apfel … es geschieht nichts, keinerlei negative Reaktionen. (C.G.)

5. Mykosen

Unter einer Mykose verstehen wir eine Infektion durch pathogene (krank machende) Pilze als Parasiten im lebenden Gewebe. Man zählt die Pilze zu den Pflanzen, sie weisen jedoch auch Merkmale von Tieren auf. Mit den Tieren gemeinsam haben sie die Energieversorgung durch Oxidation organischer Substanzen sowie das Vorliegen eines Stoffwechsels mit Ausscheidungen. Da die Häufigkeit von Pilzinfektionen vor allem im Blut in den letzten Jahren dramatisch, ja geradezu epidemisch zugenommen hat, ist es wichtig, sich mit diesem Thema zu befassen.

Pilze sind äußerst anspruchslos. Sie können sowohl in einem sehr sauren Milieu von pH 3 als auch in einem sehr basischen Milieu von pH 9 gedeihen. Ebenso überleben sie bei Temperaturen von minus 60 bis plus 200 Grad Celsius. Das bedeutet, dass es praktisch keinen Lebensraum gibt, in dem sich Pilze nicht wohlfühlen. Neben den krank machenden Pilzen gibt es unzählige gute und harmlose Pilze, mit denen wir in Symbiose leben. Vorwiegend finden sich diese im Blut, in der Haut, im Schleimhautbereich des Darms und in der Scheide. Pilze können aber jeden Teil unseres Körpers besiedeln. Die Schulmedizin vertritt die Meinung, dass Pilze unseren Körper von außen befallen, das heißt, dass wir durch Ansteckung mit Pilzen infiziert werden, zum Beispiel in Schwimmbädern, beim Geschlechtsverkehr oder über die Nahrungsaufnahme. Schulmedizinisch werden die Pilze in der Regel mit Antibiotika bekämpft, welche sich, wie der Name schon sagt, gegen das Leben richten. So werden denn auch bei einer Behandlung mit Antibiotika nicht nur die krank machenden, sondern ebenso die guten Pilze abgetötet. Damit verändert sich das Milieu unseres Darms, unserer Haut usw., was uns weitaus anfälliger für einen erneuten Mykosebefall macht.

5.1 Endobionten (Urteilchen)

Im Gegensatz zur oben genannten schulmedizinischen Auffassung von einem *Monomorphismus* (Eingestaltigkeit) postulieren Prof. Dr. Günther Enderlein aus Deutschland und Bruno Haefeli aus der Schweiz den *Pleomorphismus* (Vielgestaltigkeit).

Günther Enderlein (1872–1968) begründete die Idee des *cyclogenetischen Pleomorphismus*. Gemäß dieser Sichtweise dringen Pilze nicht nur von außen in uns ein, sondern leben von Anfang an mit uns in Symbiose. In ihrer Urform (als Endobiont) sind sie auch in unserem Blut (in der Membran der Erythrozyten, der roten Blutkörperchen) vorhanden und haben dort eine Abwehr- und Schutzfunktion inne. In dieser gesunden Urform sind sie die Hüter unserer Gesundheit. Diese Urteilchen können sich unter bestimmten Milieubedingungen über verschiedene Entwicklungsstufen auf- und abwärts entwickeln, können sich also nach Enderlein zu Mycetosen, Bakterien, Viren und zuletzt zu Pilzen entwickeln.

5.2 Pilzbelastung – eine Zivilisationskrankheit

Starke Umweltbelastungen (E-Smog, Wasser- und Luftverschmutzung usw.), veränderte Lebens- und Ernährungsgewohnheiten, das Abnehmen der Qualität des Nahrungsmittelangebotes und die stete Zunahme des Konsums von Toxinen (Medikamente, Genussmittel wie Alkohol usw.) sind mitverantwortlich für eine körperliche Übersäuerung und das Überhandnehmen von Pilzinfektionen und Blutmykosen. Nach neuesten Erkenntnissen können Krankheiten wie Herz-Kreislauf-Beschwerden, Diabetes, Tuberkulose, Krebs, rheumatische Beschwerden oder Viruserkrankungen unter anderem mit der Veränderung des Milieus, das heißt mit der Veränderung des pH-Werts, in Verbindung gebracht werden.

Die stete Säureflut und die zunehmend erschöpfte Ausleitungsmöglichkeit der Säure macht eine »Zwischenspeicherung« im Bindegewebe notwendig. Damit das Blut seinen nur geringfügig schwankenden pH-Wert von 7.35 bis 7.45 aufrechterhalten kann, wird die überschüssige Säure in den Vakuolen (Zellorganellen) der roten Blutkörperchen gespeichert. Dieser Vorgang hält so lange an, bis der Blut-pH-Wert eine Rückführung der Säure ins Plasma durch eine spontane Öffnung der Vakuolen zulässt. Dieser physiologische Prozess hat jedoch bei chronisch übersäuerten Personen ernsthafte Konsequenzen. Denn die säurebelasteten roten Blutkörperchen werden in ihrer Funktion stark eingeschränkt. Sie verformen und versteifen sich sichtbar. Dadurch können sie weniger Sauerstoff zu den Zellen transportieren. Diese Verstopfung führt unter anderem zu einer Störung der Fließeigenschaften des Blutes und damit zur Störung des gesamten Immunsystems, des Stoffwechsels und des Hormonhaushaltes, weiterhin zur Schädigung von Drüsenorganen und schließlich zu einem kompletten systemischen Infarkt.

5.2.1 *Prophylaxe und Therapie*

Da die Urteilchen sich milieuabhängig verändern, besteht die Prophylaxe und Therapie in der Erhaltung und Wiederherstellung einer ausgewogenen Säure-Basen-Balance. Es ist deshalb wichtig, dass auf die Ernährung geachtet wird, sodass unser Säure-Basen-Haushalt wieder ausgeglichen ist. Es empfiehlt sich beispielsweise, vermehrt Knoblauch, Meerrettich, Olivenöl, Zimt und Küchenkräuter zu verwenden und viel stilles Wasser zu trinken. Zusätzlich können Basenmittel wie zum Beispiel Basica, Alkala und Natron eingenommen werden. Insgesamt sorgen ein harmonischer Lebenswandel, eine ausgewogene Ernährung sowie ausreichend Bewegung für die Erhaltung des physiologischen pH-Wertes der Körperflüssigkeiten.

5.2.2 *Was Pilze lieben*

Schimmelpilze ernähren sich im Besonderen von tierischen Eiweißen. Wer sich übermäßig mit Eiweißen ernährt, bietet damit diesen Pilzen optimale Lebensbedingungen.

Hefepilze ernähren sich vom Zucker aus unserem Blut. Konzentrierte Kohlehydrate wie Zucker, weißes Mehl und gärungsfreudige Säfte (Alkohol, Obst) fördern ihr Wachstum.

5.2.3 *Wo sich Pilze gerne aufhalten*

Obwohl wir Pilze fast überall antreffen, leben sie vor allem an Orten, wo es dunkel, feucht und warm ist: an Kellerwänden, hinter Schränken in schlecht isolierten Häusern, in Badezimmern, Blumentöpfen oder auch im Kompost.

In Lebensmitteln findet man sie meist in Nüssen, Brot, Obst, Konfitüren und geriebenem Käse. Wir sehen bei befallenen Lebensmitteln meist nur den Pilzkörper, nicht aber das Pilzgeflecht, das sogenannte Myzel. Es nützt deshalb nichts, wenn wir nur den mit den Augen feststellbaren verschimmelten Teil zum Beispiel einer Frucht weg schneiden. Durch das Myzel ist die ganze Frucht vom Pilz verdorben und schädlich für uns.

5.3 Testverfahren

Zuerst testen wir im Rahmen einer Energie-Balance den Mykosepunkt aus, und falls nötig, malen wir vier Längsstriche auf. Dann testen wir erneut, und wenn trotz der aufgemalten vier Längsstriche noch immer eine Abweichung von 180° (was einem Fünfer bzw. einem Umkehrzeichen entspricht) oder mehr besteht, arbeiten wir mit den Mykosekarten.

Als Nächstes spüren wir mithilfe des Resonanztestes die Mykosen auf, die unseren Organismus belasten. Die Testperson hält die Mykosekarten* in einem Abstand von ca. 30 cm vor den Mykosepunkt, während wir die Rute zwischen Mykosepunkt und Mykosekarten halten. Zeigt die Rute eine verbindende Bewegung zwischen der Karte und dem Mykosepunkt an, wissen wir, um welchen spezifischen Pilzbefall es sich handelt.

Nun nimmt die Testperson die Karten, bei denen wir eine »Resonanz« festgestellt haben, eine nach der anderen in die linke Hand, liest den Pilznamen oder schaut einfach das Bild an. Dabei testen wir jeweils über der rechten Hirnhälfte und notieren uns den Ausschlag.

5.3.1 Ausleitungsverfahren

Wir können bis zu drei verschiedene Pilze mit demselben Umkehrzeichen auf Wasser übertragen. Dabei verfahren wir wie bei jeder Wasserinformation und testen auch hier aus, wie lange und wie häufig das informierte Wasser getrunken werden muss. Abgeschlossen wird der Vorgang wie immer mit dem Ypsilon.

Seit Monaten litt Frau B. unter einem hartnäckigen Scheidenpilz. Ihr Hausarzt verordnete Antibiotika, aber immer wieder gab es Rückfälle, ein stetes Auf und Ab. Mit dem Beziehungstest bestimmten wir die Pilzart. Auf die Abbildung des Pilzes zeichneten wir das ausgetestete Zeichen (2-Strich-Umkehr). Frau B. übertrug das so präparierte Bild zwei Mal täglich auf Wasser. Nach 17 Tagen konnten wir die Zeichen neu anpassen und nach zwei Monaten mit dem Ypsilon abschließen. Seit dieser Zeit ist Frau B. beschwerdefrei – und das seit über vier Jahren.

Aufpassen: Pilze haben die Eigenschaft, Schwermetalle einzuhüllen, und schützen uns damit. Darum wenn möglich immer zuerst Schwermetalle ausleiten!

* Mykosekarten sind bei *mycohaem* in Zug (www.mycohaem.ch) oder beim *ypsilon*-shop in Berlin (www.ypsilon-shop.de) erhältlich.

Wichtig: Urintests mit Papierstreifen zur Bestimmung des pH-Wertes (erhältlich in Apotheken) erfassen nur die freien Säuren. Wesentlich genauer und aussagekräftiger ist eine Blutanalyse nach Haefeli oder Enderlein, mit der auch die Vakuolenbildungen und die Aufwärtsentwicklung der Urkeime festgestellt werden können.

6. Amalgam und Schwermetalle

Amalgam und andere Schwermetalle zählt man zu den Neurotoxinen. Wie das Wort schon sagt, haben sie einen starken Bezug zu unserem Nervensystem. Es gibt eine große Vielfalt an Neurotoxinen. Die bekanntesten sind Quecksilber, Blei, Aluminium, Dioxin, Formaldehyd, Insektizide und Konservierungsstoffe. Diese toxischen Stoffe werden von den Nervenenden aufgenommen und zu den Nervenzellen weitergeleitet. Unser Körper versucht nun, diese belastenden Stoffe über die ihm zur Verfügung stehenden Ausscheidungswege abzuleiten: Nieren, Leber und Haut. Aufgrund der Natur dieser Neurotoxine werden die meisten von ihnen aber in den Darmwänden resorbiert, das heißt, sie können nicht problemlos ausgeschieden werden. Es ist deshalb wichtig, dass Präparate zur Unterstützung der Ausscheidung der Toxine eingenommen werden. Mithilfe dieser Mittel, in erster Linie Algenpräparate, und zusätzlich mit informiertem Wasser kann die Ausleitung der Toxine erreicht werden.

6.1 Symptome

Zentrales Nervensystem
Verwirrung, Unruhe, Angst, Konzentrationsprobleme, Schlafstörungen, Zittern, Taubheit in Händen und Füßen, Multiple Sklerose

Magen und Darm
Nahrungsunverträglichkeiten, Kolitis, chronische Diarrhö bzw. Verstopfung

Herz
Herzrhythmus-Störungen, erhöhter Cholesterinspiegel, zu hoher bzw. zu niedriger Blutdruck

Systemische Effekte
Kopfschmerzen, Allergien, Störungen der Schilddrüse, häufiges Schwitzen vor allem in der Nacht, Gewichtsverlust

Nach Dietrich Klinghardt* kann jede Krankheit durch Neurotoxine beeinflusst, verstärkt oder sogar verursacht werden.

6.2 Ausleitung von Amalgam

Amalgam setzt sich aus flüssigem Quecksilber (über 50 Prozent) sowie Silber, Zinn, Kupfer und etwas Zink zusammen. Der hohe Anteil von Quecksilber ist beim Amalgam von größter Bedeutung, da das Quecksilber auf alle anderen Neurotoxine einen verstärkenden Effekt ausübt und der Körper beim Entfernen des Quecksilbers gleichzeitig auch die anderen Neurotoxine mit ausscheidet. Amalgam lagert sich im Körper sowohl im Bindegewebe wie auch in den Nervenzellen ab.

Mit dem Testen am Toxinpunkt können wir nur feststellen, ob sich Amalgam im Bindegewebe festgesetzt hat, nicht aber, ob es in den Nervenzellen gelagert ist!

6.2.3 Amalgam im Bindegewebe (extrazellulär)

Um Amalgam aus dem Bindegewebe auszuleiten, eignet sich vor allem die Süßwasseralge Chlorella. Ihre Membran hat die Eigenschaft, sich mit Schwermetallen wie Quecksilber, Cadmium, Nickel, Blei, Gold, Platin, Palladium, aber auch mit den gängigen Umweltgiften, zum Beispiel Dioxin, Formaldehyd usw. vollzusaugen und sie so zu binden.

Dietrich Klinghardt gibt als Dosierung für eine Ausleitung folgende Werte an: Zu Beginn der Behandlung nimmt man drei- bis viermal täglich vier Tabletten. Diese Dosis ist für Erwachsene berechnet und kann zwischen 6 und 24 Monaten – die Zeitdauer für die Entgiftung – eingenommen werden. Nebenwirkungen können sich aus dem toxischen Effekt durch die in Bewegung geratenen Metalle ergeben.

In diesem Fall sollte die Chlorella-Dosis *deutlich erhöht* und *nicht verringert* werden, da durch die Erhöhung der Dosis mehr Gift gebunden werden kann. Die Algen müssen 30 Minuten vor jeder Mahlzeit bzw. vor dem Schlafengehen eingenommen werden. Mit diesem Vorsprung von 30 Minuten befindet sich Chlorella bei Beginn der Mahlzeit im Dünndarm-Abschnitt, in den die Gallenflüssigkeit »hineinspritzt«, die die toxischen Metalle mit sich trägt. Darum können diese durch die Chlorella gebunden und über den Verdauungstrakt ausgeschieden werden.

---

* Klinghardt, Dietrich: »Protokoll zur Ausscheidung von Neurotoxinen«. In: *Schriftreihe des Instituts für Neurobiologie*, 10/05, S. 3.

Falls Chlorella-Algen nicht verträglich sind, kann auf Spirulina ausgewichen oder die Chlorella-Algen können vorgängig mit Zeichen umgeschrieben und dadurch verträglich gemacht werden.

Zusammen mit Chlorella sollten zur Unterstützung des Organismus folgende Substanzen eingenommen werden:

- Bärlauch für die Blutreinigung
- Solidago (Goldrute) zum Schutz der Nieren
- Taraxacum (Löwenzahn) zum Schutz der Leber

6.2.2 Geometrische Zeichen

Mithilfe von geometrischen Zeichen – auf Wasser übertragen – kann der Ausleitungsprozess beschleunigt werden. Dies ist jedoch nur dann angesagt, wenn die betroffene Person *kein Amalgam* mehr in den Zähnen hat!

Der Vorgang erfolgt wie immer: Die Testperson spricht das Wort »Quecksilber« aus. Wir testen über der rechten Hirnhälfte und stellen so das notwendige Zeichen fest. Wir schreiben »Quecksilber« auf ein neutrales Papier, versehen es mit dem ausgetesteten geometrischen Zeichen und klären ab, wie oft pro Tag und für wie lange es auf Wasser übertragen werden muss. Der Prozess wird auch hier mit dem Ypsilon abgeschlossen.

6.2.3 Amalgam in den Nervenzellen (intrazellulär)

Ist der toxische Stoff (in diesem Falle Amalgam) in den Nervenzellen eingeschlossen, kann er mitverantwortlich für viele schwere Krankheiten sein: MS, Alzheimer, Parkinson usw.

Neurotoxine können mit einem Beziehungstest nachgewiesen werden. Im Falle von Amalgam kann dieser Beziehungstest beispielsweise mit einem quecksilberhaltigen Thermometer vorgenommen werden, indem wir dieses an den Patienten halten und auf Resonanz testen.

Koriander

Das Küchengewürz Koriander hat die Fähigkeit, sowohl Quecksilber wie auch Cadmium, Blei und Aluminium aus dem zentralen Nervensystem zu entfernen. Mit seinem Wirkstoff kann das Quecksilber, welches im Intrazellulärraum gebunden ist, mobilisiert werden. Da der Körper bei der Einnahme von Koriander mit Toxinen überschwemmt wird, ist es unbedingt nötig, gleichzeitig die oben beschriebene Süßwasseralge Chlorella einzunehmen, die ihrerseits die Toxine bindet und damit eine Rückvergiftung verhindert.

Neben Koriander, das als Tinktur, als Gewürz oder als Tee eingenommen werden kann, müssen weiterhin Chlorella, Bärlauch, Solidago und Taraxacum eingenommen werden. Diese als »aktiv« bezeichnete Ausleitungsphase (mit Koriander) sollte alle zwei bis vier Wochen für maximal eine Woche angewandt werden.

Achtung: Koriander darf nicht eingenommen werden, wenn noch Amalgam in den Zähnen ist!

Auch bei der Ausleitung der Toxine aus den Zellen können wir den Vorgang mit informiertem Wasser unterstützen bzw. beschleunigen. Es ist mir wichtig, darauf hinzuweisen, dass dieses Ausleitungsverfahren von einem extra dafür ausgebildeten Therapeuten begleitet werden muss!

Und zum Schluss ein kleiner Gedankenanstoß: Viele Asienreisende kommen – selbst wenn sie beim Essen sehr aufpassen – mit Magen-Darm-Beschwerden nach Hause. In der asiatischen Küche wird das Küchengewürz Koriander sehr gerne und auch häufig verwendet. Wäre es möglich, dass bei uns Europäern durch den erhöhten Genuss von Koriander eine unkontrollierte »Ausleitung« der Toxine stattfindet? Und dass es, da diese Gifte nicht »gefasst« und damit »abgeführt» werden, zu einer Sekundärvergiftung in den Darmwänden kommt, welche dann die Symptome auslöst? Vielleicht ist Chlorella die passende Antwort.

7. Farben und Töne

Farben wie auch Töne sind nichts anderes als Schwingungen, mit denen wir entweder in eine positive oder eine negative Resonanz treten. Je nach unserer momentanen physischen wie auch psychischen Situation »benötigen« wir für unser Wohlbefinden ganz unterschiedliche Farben bzw. Musik. Dieser Erkenntnisse bedient sich einerseits die Farbtherapie, andererseits die Musiktherapie. Auch AIM setzt sowohl Farben als auch Töne erfolgreich ein. Ein kurzer Ausflug in die Farben- und Tonwelt soll unseren Anwendungsmöglichkeiten vorangehen.

7.1 Farben

> »Die Dunkelheit als Mutter aller Dinge, als Urgrund
> allen Seins und Werdens.
> Das Licht zeugt aus dem Urgrund der Dunkelheit
> die Gegenstandswelt, die sichtbare Welt.«*

Licht ist an sich nicht sichtbar, erst die Materie lässt Licht sichtbar werden.
Die Dunkelheit verschluckt alles, wir können nichts erkennen. Wer schon einmal im »Blindekuh«** war, kennt die Erfahrung, in absolutes Dunkel versetzt zu sein. Dringt ein kleiner Lichtstrahl durch die Küchentür ins Restaurant, werden graue Schatten erkennbar, aber noch keine Farben; das Licht ist zu schwach. Farben sind Reflexionen des Lichts. Je nach ihrer Schwingung werden sie auf der Materie unterschiedlich gebrochen. Diese Schwingungen gelangen in unsere Augen, werden dort in elektrische Impulse umgewandelt und erscheinen uns dann als verschiedene Farben. Farben werden erst durch Licht »erschaffen«. Ohne Licht keine Farben. Schwingungen, die für das menschliche Auge sichtbar sind, bewegen sich zwischen 380 und 780 Nanometer. Das entspricht der Farbskala von Violett über Blau, Grün, Gelb, Orange zu Rot.

---

* Seiler-Hugova, Ueli: *Farben sehen erleben verstehen.* S. 11.

** »Blindekuh« ist ein Restaurant von Blinden für Blinde oder für solche, die es wagen, sich einmal für eine begrenzet Zeit in diese dunkle Welt versetzen zu lassen. Es gibt sowohl in Zürich wie auch in Basel je ein Restaurant.

Rot, Gelb und Blau bezeichnen wir als »reine« Farben. Durch das Mischen von Rot mit Gelb, Gelb mit Blau und Rot mit Blau entstehen die Mischfarben erster Ordnung, das heißt Orange, Grün und Violett. Jede Farbe hat (mit ihrer Schwingung) eine spezifische Wirkung auf Menschen, Tiere und Pflanzen und selbst auf Räume und kann darum für Heilzwecke gezielt eingesetzt werden.

Farben und ihre emotionalen Aspekte

Rot
Liebe, Erotik, Leidenschaft, Freude, Wärme, Hitze, Wut, Aggression, Energie …

Gelb
Sonne, Vitalität, Freundschaft, Wärme, Ernte, Fülle …

Blau
Wasser, Wellen, Gefühle, Ruhe, Kühle, Entspannung, Fluss/Fließen …

Grün
Natur, Bäume, Leben, Heilen, Frieden, Wachstum, Gift …

Orange
Lebensfreude, Wärme, Solidarität, Schwung, Spiritualität …

Violett
Meditation, Spiritualität, Reife, Transzendenz, Schutz/Abwehr …

7.1.1 Farben und ihre Wirkung auf unsere Körperfunktionen

Rot, die Farbe der Vitalität
Rot bedeutet Hitze, Aktivität, Bewegung und steht für Lebenskraft, Energie, Tatkraft sowie Erregung im positiven wie im negativen Sinn.

Therapiewirkung: Rot fördert die Darmtätigkeit und damit die Ausscheidungen und regt den Knochen-, Blut- und Zellaufbau sowie den Kreislauf an. Mit Rot lässt sich die körperliche und seelische Widerstandskraft stabilisieren und der Wille zum Sein stärken. Rot ist sehr anregend und beschleunigend. Es verursacht eine Steigerung der Puls- und Herzfrequenz, fördert die Durchblutung und wirkt erweiternd. Es aktiviert die Atmung, lässt fließen, verbreitet Wärme, löst Blockaden. Rot steigert aber auch die Schmerzbereitschaft.

Gelb, die Farbe der geistigen Aktivität

Gelb bedeutet Leichtigkeit, wirkt heiter, aufmunternd und behaglich, spendet Freude, erweckt Bewusstsein und bringt geistige Vitalität. Es bietet gemäßigte Wärme und hat einen ausgleichenden Charakter mit Tiefenwirkung. »Gelb bohrt sich ins Organ«, schrieb schon Goethe.

Therapiewirkung: Gelb ist anregend sowohl für das Verdauungssystem inklusive Magen als auch für die Milz, die Leber und die Galle. Es wirkt stimulierend auf die Drüsenfunktionen, fördert die Sekretion, aktiviert die Schleimhäute und stärkt die Nerven. Es hilft, Verstopfungen zu lösen, und hat eine anregende, positive Wirkung auf unser Gehirn.

Blau, die Farbe der Ruhe

Blau bedeutet Ruhe, Bewegungsarmut und Dunkelheit. Es wirkt abstoßend und abbauend und hemmt jegliches Wachstum. Andererseits bringt es aber auch Erholung, Entspannung und Schlaf.

Therapiewirkung: Blau hat eine beruhigende, kühlende und entspannende Wirkung, ist entzündungshemmend, senkt den Blutdruck, verlangsamt die Pulsfrequenz, wirkt zusammenziehend, stauend, blutungshemmend, organisch und psychisch dämpfend. Blau fördert einen ruhigen Schlaf und reguliert den Stoffwechsel, beeinflusst Lungen, Bronchien, Speiseröhre, Kehle, Kiefer, Schild- und Nebenschilddrüse. Es setzt die Schmerzempfindlichkeit herab.

Grün, die Farbe der Regeneration

Als eine Mischung von Kälte und Wärme (Blau und Gelb) bedeutet Grün Neutralität und Ausgeglichenheit. Grün schwingt unsere Seele in Harmonie ein.

Therapiewirkung: Grün wirkt ausgleichend, besänftigend und vermittelnd. Es spendet Ruhe und Erholung, lässt Kräfte sammeln, bringt Regeneration, steigert die Abwehrkräfte, beeinflusst das Herz und das Kreislaufsystem. Zur Einleitung einer Behandlung eignet sich Grün vorzüglich, da es zentriert und stärkt.

Orange, die Farbe der schöpferischen Kreativität

Orange kommt dem natürlichen Licht am nächsten. Es wirkt aufbauend, kräftigend, fröhlich und unaufdringlich, in jeder Beziehung gesundheitsfördernd. Zudem spendet Orange Energie und Lebensfreude.

Therapiewirkung: Orange fördert den Stoffwechsel und regt Nieren, Blase, Blutzirkulation und Lymphtätigkeit an. Es hat einen kräftigenden Einfluss auf Keimdrüsen, Eierstöcke und Hoden, damit stärkt es die Fortpflanzungsorgane. Orange wirkt antidepressiv und aufhellend.

Violett, die Verbindung und Transzendenz
Violett repräsentiert Erhabenheit, Macht und Distanz. Diese Farbe hat einen starken Schutz- und Reinigungscharakter. Sie fördert Medialität, zum Beispiel Intuition, und wirkt sowohl auf unseren Geist als auch auf unsere Seele.

Therapiewirkung: Als eine Mischung aus Rot und Blau hat Violett eine ausgleichende Funktion. Es schwächt die Kälte und dämpft das Feuer. Vorwiegend beeinflusst Violett das zentrale Nervensystem. Es wirkt dämpfend, entspannend und hypnotisch und wird als Morphium der Farben bezeichnet (Vorsicht bei Neurotikern!).

Als ich in diesem Frühjahr in einem Tierkommunikationskurs war, durften wir auf eine schamanische Reise gehen. Wie alle Teilnehmer hoffte ich, etwas Wertvolles und Lehrreiches von dieser Reise für mich mitnehmen zu können. Das tat ich auch, jedoch auf andere Weise, als ich erwartet hatte!

Als ich mich endlich entspannt hatte und wahrnahm, dass meine Reise nun beginnen könne, war plötzlich alles wieder vorbei. In mir wurden unbeschreibliche Gefühle ausgelöst und gaben mir den Eindruck, den Boden unter den Füßen zu verlieren. Ein äußerst unangenehmer Zustand! Ich bekam ein starkes Druckgefühl in meinem Kopf und war überhaupt nicht mehr entspannt.

Leonie war so nett und testete für mich aus, was mir wohl helfen könnte. Verwundert war ich, als sie mir daraufhin ein rotes Tuch gab und mir erklärte, dass ich mich darin einwickeln solle. Das tat ich und staunte nicht schlecht, als ich mich von Minute zu Minute besser fühlte. Ich verspürte eine tiefe Entspannung und empfand dieses Gefühl als große Geborgenheit. Zugleich merkte ich, wie sich mein Körper und mein Geist mit Energie füllten. Es war eine sehr schöne und spannende Erfahrung! Vor allem, wenn ich daran denke, dass mir die Farbe Rot bis zu diesem Zeitpunkt überhaupt nicht zugesagt hatte. (D.M.)

Ich kam nach Hause und fühlte mich unwohl. Eigentlich liebe ich die Farbe Rot, und darum gibt es einige rote Sachen in meiner Wohnung. Ich testete die Farbe aus und stellte fest, dass sie mir in diesem Moment nicht guttat. Ich reduzierte die roten Gegenstände und fühle mich danach besser! (M.H.)

Zuordnung zu den Elementen, Organen und Meridianen (nach TCM)

Rot
Feuer → Herz, Dünndarm, Kreislauf-Sexus, Dreifach-Erwärmer

Gelb
Erde → Magen, Bauchspeicheldrüse, Milz

Blau
Wasser → Nieren, Blase

Grün
Holz → Leber, Gallenblase

Weiß (Silber)
Metall → Lungen, Dickdarm

Zuordnung zu den Wochentagen und Planeten

Violett
Montag → Mond (Sensibilität, Wandel)

Rot
Dienstag → Mars (Durchsetzungskraft, Leidenschaft)

Gelb
Mittwoch → Merkur (Bewusstsein, Kommunikation, Leichtigkeit)

Orange
Donnerstag → Jupiter (Gerechtigkeit, Solidarität, Optimismus)

Grün
Freitag → Venus (Harmonie, Wachstum, Lebensbejahung)

Blau
Samstag → Saturn (Stille, Tiefe, Sicherheit, Ausgeglichenheit)

Weiß
Sonntag → Sonne (Integration, Lebensfreude, Großmut)

7.1.2 Der Einsatz von Farben

Farben sind nichts anderes als Schwingungen und haben entweder eine positive oder eine negative Wirkung auf uns. Wir können zum Beispiel die verträglichen Farben für uns und unsere Testpersonen ermitteln und dann die Kraft der Zeichen, die wir auf den Körper aufmalen, durch diese Farbe verstärken und unterstützen. Auch das

Papier, auf dem wir unsere »Umschreibung« notieren, kann durch die passende Farbe an Intensität gewinnen. Wir können uns zudem in farbige Tücher hüllen, Farbbrillen aufsetzen, Farbkarten anschauen oder einfach die Farben der Natur betrachten.

Um herauszufinden, welche Farbe für das jeweilige Thema zu wählen ist, gibt es keine allgemeinverbindliche »Farbskala«. Für jede Behandlung testen wir – wie immer – individuell aus. Da die Wirkungen der Farben sehr intensiv sind, ist es wichtig, zu testen, für wie lange wir uns einer Heilfarbe aussetzen dürfen. Das Gesetz von Yin und Yang findet auch hier seine Gültigkeit: Ein Zuviel an Energie, und sei sie noch so positiv, kann schädlich sein. Das gilt vor allem für die Bestrahlung mit Farblampen oder das Betrachten von Farbkarten.

7.1.3 Farben und ihr Bezug zu den Tönen

Farben und Töne stehen in einem engen Zusammenhang, wobei Farben pro Sekunde eine Billion Mal schneller schwingen als die ihnen zugeordneten Töne.

Rot	=	**C**
Orange	=	**D**
Gelb	=	**E**
Grün	=	**F**
Blau	=	**G**
Indigo	=	**A**
Violett	=	**H**

7.2 Töne und Rhythmen

Viele Menschen haben die Gewohnheit, zu singen, wenn sie sich allein an einem dunklen oder unheimlichen Ort befinden. Ihre eigene Stimme gibt ihnen in diesen Situationen Mut und Vertrauen. Mittels der Schwingung der Töne werden Kräfte frei, die sich wie ein Schutzmantel um den Menschen legen, ihm Kraft spenden und ihn somit auch stärken. Eine ähnliche Wirkung bzw. Bedeutung hat das Rezitieren von Mantras, das in Indien weit verbreitet ist. Durch die stete Wiederholung eines Vokals, einer Silbe oder eines Wortes verbindet man sich mit einem spezifischen Rhythmus und einer speziellen Tonlage, bringt sich in die eigene Mitte und somit zur eigenen Kraftquelle.

C'est le ton, qui fait la musique. (Der Ton macht die Musik.)
Bei jedem zwischenmenschlichen Gespräch spielt der Ton eine wichtige Rolle, ist oft wichtiger als das gesprochene Wort. Der Ton verrät uns, was der Mensch wirklich fühlt. Bei einem depressiven Menschen zum Beispiel verflacht – als Ausdruck seiner Befindlichkeit – der Ton der Stimme, das heißt, die Stimme wird »monoton«, ist also nicht mehr moduliert und verliert dadurch an Spannkraft und Ausdruck. Hier wird oft die Musiktherapie erfolgreich eingesetzt, da Töne mit ihren Energien einen Heilimpuls setzen und den Menschen aus seiner Blockade lösen bzw. ihn wieder in eine positive Schwingung bringen können.

Töne und Musik gehören zum Leben und begleiten uns in jedem Lebensabschnitt von der Geburt bis zum Tod. Mit dem Ton unserer Stimme oder mit Musik drücken wir Gefühle aus. Musik kann uns begeistern, anregen und trösten, sie kann aber auch schrill sein und uns verletzen, kränken oder krank machen. Dass Musik Heil bringend (aber natürlich auch destruktiv) eingesetzt werden kann, ist aus den Erkenntnissen der Musiktherapie bestens bekannt. Auch Tiere reagieren äußerst sensibel auf Musik. Es ist beispielsweise wissenschaftlich erwiesen, dass Kühe bei Musik von Bach mehr Milch geben.

Mein Hund, der sehr musikalisch ist, bekam für seinen Heilungsprozess nach einer Bandscheibenoperation eine unterschiedliche Palette von Musik. Am Anfang bevorzugte er immer die Tonart »Moll«, was seine niedergedrückte Stimmung widerspiegelte, ihn aber gleichzeitig in ein größeres Ganzes einhüllte und dadurch stärkte. Als es ihm wieder besser ging, verlangte er »Dur« – für uns alle ein Zeichen seines neu erwachten Lebenswillens.

7.2.1 Töne und Klänge heilend einsetzen

Zusammenhänge zwischen Tönen und Farben und ihre gesundheitsfördernde Wirkung auf den Organismus habe ich im vorherigen Kapitel bereits ausführlich beschrieben, sodass ich hier nur noch kurz darauf eingehe:

Ton C

- Farbe:	Rot
- Chakra:	Wurzelchakra
- energetische Qualität:	Ich-Kraft, Lebenswillen, Vitalität
- positiv für:	Antriebslosigkeit, Verdauungsprobleme

Ton D

- Farbe:	Orange
- Chakra:	Sakralchakra
- energetische Qualität:	Lebensfreude, Ausstrahlung
- positiv für:	Stoffwechsel, Lebensenergie

Ton E

- Farbe:	Gelb
- Chakra:	Nabelchakra
- energetische Qualität:	Zuversicht, Kontaktfreudigkeit, Leichtigkeit
- positiv für:	geistige Flexibilität, Lernfähigkeit

Ton F

- Farbe:	Grün
- Chakra:	Herzchakra
- energetische Qualität:	Harmonie, Regeneration, Stabilität
- positiv für:	Zufriedenheit, Ausgeglichenheit

Ton G

- Farbe:	Blau
- Chakra:	Halschakra
- energetische Qualität:	Schutz, Beruhigung, Frieden
- positiv für:	Schlaf, Schmerzlinderung

Ton A

- Farbe:	Indigo
- Chakra:	Stirnchakra
- energetische Qualität:	Konzentration, Durchhaltekraft
- positiv für:	Selbstbewusstsein

Ton H

- Farbe:	Violett
- Chakra:	Kronenchakra
- energetische Qualität:	Schutz
- positiv für:	Erkennen, Einsicht

7.2.2 Vokale

Wie Harald Knauss in seinem Buch *Klänge für die Seele* darstellt, können wir auch mit Vokalen arbeiten, um unsere Balance herzustellen. Mit den Selbstlauten lösen wir in unserem Körper positive Resonanzen aus. Diese unser Energiesystem stärkenden Schwingungen breiten sich über kleinste Energiekanäle, die sogenannten Nadis, in unserem ganzen Körper aus.

Mit dem *Vokal A* öffnen wir den Mund und lassen innere Kräfte sich im Außen entfalten. A wirkt über den Solarplexus und stärkt die Ausstrahlung.

Der *Vokal E* entsteht vorn in der Mundhöhle und zieht den Mund in die Breite. E wirkt verbindend und harmonisiert die Körperenergien.

Der *Vokal I* lässt uns »wachsen«. Der Ton tritt aus der Mundhöhle heraus und vibriert bis zur Schädeldecke.

Der *Vokal O* entsteht wieder in der Mundhöhle, belebt die inneren Kräfte über den Atem und löst damit Blockaden.

Der *Vokal U* ist ein dunkler, tiefer Ton, der ganz hinten liegt. Der Ton beruhigt, wirkt erdend und ableitend.

7.2.3 Die heilsame Verbindung von Steinen und Klängen

Wir legen die vorgängig mit der Rute ausgesuchte Klangschale auf die schmerzende Stelle. In der *rechten* Hand hält der Klient einen Stein oder ein Schmuckstück. Nun wird die Klangschale angeschlagen, während wir gleichzeitig mit der Rute die Verträglichkeit testen. Schlägt die Rute um, stoppen wir sofort die Klangschale und warten so lange, bis die Rute wieder »verträglich« schwingt. Das ist für uns das Zeichen, die Klangschale neu anzuschlagen. Dies wiederholen wir so lange, bis die Rute still steht. Diese für den Schmerz positiven, also heilsamen Schwingungen, sind jetzt auf den Stein bzw. auf das Schmuckstück geprägt. Wir testen nun die Dauer aus und wie mit diesem Gegenstand verfahren werden soll:

- Soll man ihn in Wasser legen und das Wasser trinken?
- Soll man den Gegenstand ständig bei sich tragen oder nur zu bestimmten Zeiten?

Wenn die ausgetestete Zeitspanne abgelaufen ist, sollte der Gegenstand gereinigt werden, zum Beispiel unter fließendem Wasser. Bei Bedarf kann eine neue Information aufgeprägt werden.

Während wir in der Gruppe Steine mit verschiedenen Instrumenten beschallten, um so für alle Kursteilnehmer einen spezifischen »Heilstein« herzustellen, klagte eine Kursteilnehmerin über starke Kopfschmerzen und fragte, ob wir nicht mit »Musik« etwas dagegen unternehmen könnten.

Wir testeten für S. eine Klangschale aus. Nun legte sie sich auf den Boden, und ca. 10 cm von ihrem Kopf entfernt hielt eine andere Kursteilnehmerin die Klangschale und schlug sie an. Währenddessen testete ein zweiter Helfer mit der Rute. Sobald die Rute von »verträglich« auf »unverträglich« auszuschlagen begann, wurde die Klangschale gestoppt und es herrschte völlige Ruhe, bis die Rute wieder »verträglich« anzeigte, dann wurde die Klangschale erneut angeschlagen. Dieser Vorgang musste etwa fünf Mal wiederholt werden, dann stand die Rute still und zeigte uns damit an, dass die »Therapie« beendet war. S. setzte sich auf, schüttelte leicht verwundert den Kopf und sagte: »Es ist viel, viel besser«, und nach einigen Minuten erklärte sie uns, dass das Kopfweh völlig verschwunden sei.

Unser Haus war auf allen vier Seiten von zwei Jugendlichen versprayt worden. Die negative Energie, die von diesen Graffitis ausging, war – neben all dem Ärger – enorm. Mit der Rute war sie im Umkreis von ca. 1,5 Meter fühlbar. Da wir nicht sofort einen Maler zur Hand hatten, war es uns ein Anliegen, wenigstens die negativen Schwingungen möglichst rasch loszuwerden. Mit einer Klangschale beschallte ich die versprayten Wände so lange, bis ich keine schlechten Energien mehr wahrnehmen konnte.

Eine Woche später hatte ich einen Kurs in unserem noch immer versprayten Haus. »Lustig« war, dass die Kursteilnehmer die Graffitis, die groß und schwarz waren, erst wahrnahmen, als ich sie darauf hinwies. Und das, obwohl ich mit einigen von ihnen vorher darüber gesprochen hatte.

Steine

Die Heilkraft der Steine ist uraltes menschliches Wissen. Kleinen Kindern wird, wenn sie ihre ersten Zähne bekommen, oft eine Kette aus Bernstein gegeben; bei Schlafstörungen wird Rosenquarz verordnet usw. Steine können durch ihre spezifischen Schwingungen unsere Harmonie regulieren und nehmen uns unsere negativen Schwingungen ab. Deshalb ist es auch wichtig, dass wir die Steine von Zeit zu Zeit reinigen, denn sonst kann ihre positive Kraft sich zum Negativen wenden. Wir erhalten dann unsere eigenen negativen Schwingungen, die wir auf die Steine »geladen« haben, wieder zurück.

Zudem eignen sich Steine, wie oben bereits erwähnt, vortrefflich dazu, Informationen aufzunehmen. Mittels Übertragung können wir sie zu unserem persönlichen »Talisman« machen.

8. Glaubenssätze

»Worte waren ursprünglich Zauber, und das Wort hat noch heute viel von seiner alten Zauberkraft bewahrt. Durch Worte kann ein Mensch den anderen selig machen oder zur Verzweiflung treiben, durch Worte überträgt der Lehrer sein Wissen auf die Schüler, durch Worte reißt der Redner die Versammlung der Zuhörer mit sich fort und bestimmt ihre Urteile und Entscheidungen. Worte rufen Affekte hervor und sind das allgemeine Mittel zur Beeinflussung der Menschen untereinander.«* Dieser Zauber der Worte – wie Freud vor über 100 Jahren schrieb – hat nichts von seiner Macht verloren.

Eine Bekannte klagte immer wieder über Rückenschmerzen, was vom Arzt jedoch nicht allzu ernst genommen wurde – bis zu dem Moment, wo bei einer erneuten Untersuchung festgestellt wurde, dass ihr Körper voller Metastasen war. Der Onkologe besprach die Therapiemöglichkeiten mit seiner Patientin und fügte bei, dass sie noch 11 Monate zu leben habe. Ich versuchte R. dazu zu bewegen, eine Alternativtherapie zu versuchen, ohne Erfolg. Der negative Glaubenssatz saß tief – und R. war nach genau 11 Monaten tot.

Als ich diese Geschichte in einem Kurs als Beispiel für die Macht der Worte erzählte, meldete sich eine Kursteilnehmerin mit folgender Geschichte:

Ihr Vater hatte Lungenprobleme und ging zu einem befreundeten Arzt. Dieser untersuchte ihn und erklärte ihm, dass er besser auf sich aufpassen müsse, aber mit diesem Befund noch gut zehn Jahre leben könne.

Nach zehn Jahren starb ihr Vater. Auf der Beerdigung sagte der Arzt zu ihr und ihrer Mutter, dass er nie gedacht hätte, dass sein Freund noch so lange leben würde, denn nach seiner damaligen Meinung hätte er ihm höchstens noch ein Jahr gegeben.

Worte prägen unser Denken, unsere Überzeugungen und damit unser Handeln, unsere Gesundheit und unseren Erfolg. Wenn ein Lehrer zu seinem Schüler sagt, dass er nie fähig sein werde, eine Fremdsprache richtig zu lernen, setzt er ein »Samenkorn«, das bei jeder schlechten Arbeit stärker zu keimen und zu sprießen beginnt. Der »Glaubenssatz« ist verankert und wird diesen Schüler Zeit seines Lebens daran hindern, eine Fremdsprache leicht und richtig zu erlernen.

* Freud, Sigmund. Zit in: Dilts, Robert: *Die Magie der Sprache*, S. 16.

Diese Erkenntnisse hat sich auch O. Carl Simonton – Facharzt für Onkologie – in seinem Krebszentrum in Kalifornien zunutze gemacht und damit neue Wege in der Behandlung von Krebs eingeschlagen – mit Erfolg! Seine Behandlungsmethode beruht auf dem Modell der emotionalen Intervention, wonach Überzeugungen, Gefühle, Ansichten und der Lebensstil, den der Kranke mitbringt, einen immensen Einfluss auf seinen Gesundheitszustand haben. Simontons Grundsatz lautet: *Wenn ich mich besser fühlen und gesünder werden will, muss ich besser denken.* Er hat einen Fragekatalog zusammengestellt, anhand dessen er überprüft, ob es sich bei der Ansicht zu einem Thema um eine gesunde oder eben um eine ungesunde Überzeugung handelt:

- Hilft mir diese Ansicht dabei, mein Leben und meine Gesundheit zu schützen?
- Verhilft sie mir zur Erreichung meiner kurzfristigen und langfristigen Ziele?
- Hilft sie mir, meine schwierigsten Konflikte (mit mir selbst oder mit anderen Menschen) zu lösen oder zu vermeiden?
- Hilft sie mir, mich so zu fühlen, wie ich mich gerne fühle?
- Beruht diese Ansicht auf Tatsachen?

Simonton nennt dies die »Maultsby-Fragen«* und sagt, wenn drei oder mehr Fragen mit einem klaren Ja beantwortet werden können, sei die betreffende Ansicht oder Meinung relativ gesund, anderenfalls bedürfe sie einer Änderung.

* Diese Methode wurde von C.M. Maultsby von der Howard-Universität in Washington D.C. entwickelt.

8.1 Glaubenssätze und AIM

Aus obigen Erkenntnissen zur Kraft von Worten und inneren Überzeugungen ergeben sich für die Arbeit mit der AIM folgende Grundsätze:

→ Die Energie folgt der Aufmerksamkeit

→ Negative Glaubenssätze machen krank

Mit der AIM haben wir die Möglichkeit, diese krankmachenden Überzeugungen und Energien umzuformulieren und uns die neuen gesunden Erkenntnisse mittels Informationsübertragung auf Wasser, Steine oder andere geeignete Medien im wahrsten Sinne des Wortes »einzuverleiben«. Denken wir immer daran, alles ist Energie, und es gibt nichts anderes als Energie. Jegliche Materie ist Energie, alle Lebewesen bestehen ausschließlich aus Energie. So sind auch Gedanken, Gefühle, Emotionen, Begebenheiten, Regungen und Situationen lediglich verschiedene Erscheinungsformen von Energie. Energien sind Schwingungen und wir haben die Möglichkeit, negative Schwingungen in positive umzuwandeln!

Beispiele »alltäglicher« negativer Glaubenssätze

- Ich tauge nichts.
- Ich schaffe es nicht.
- Ich bekomme nie, was ich möchte.
- Ohne Fleiß kein Preis.
- Keiner kümmert sich um mich.
- Ich sollte mich schämen.
- Wer kann mich schon lieben?

Gesunde Glaubenssätze

- Ich darf lernen, mich so anzunehmen, wie ich bin.
- Ich bekomme so viel, wie ich gut bewältigen kann.
- Ich bekomme genau das, was ich für meine Entwicklung brauche.
- Ich darf mich der Fülle des Lebens öffnen und sie annehmen.
- Ich darf die Aufmerksamkeit anderer annehmen und mich daran freuen.
- Ich darf mich so zeigen, wie ich bin.
- Ich darf akzeptieren, dass ich für andere Menschen wertvoll bin.

8.2 »Löschen« von ungesunden Glaubenssätzen

Wir nehmen ein neutrales Papier und schreiben auf die linke Seite den ungesunden Glaubenssatz, auf die rechte Seite den gesunden (wobei es sich lohnt, die subjektive Richtigkeit des gesunden Glaubenssatzes mit der Rute auszutesten). Zum Beispiel:

Wer kann mich schon lieben?	Ich darf akzeptieren, dass ich für andere Menschen wertvoll bin.

Nun testen wir das Zeichen für die linke Seite aus und übermalen den negativen Glaubenssatz damit. Auf die rechte Seite, über den gesunden Glaubenssatz, zeichnen wir ein Ypsilon. Dann sieht unser Zettel zum Beispiel so aus:

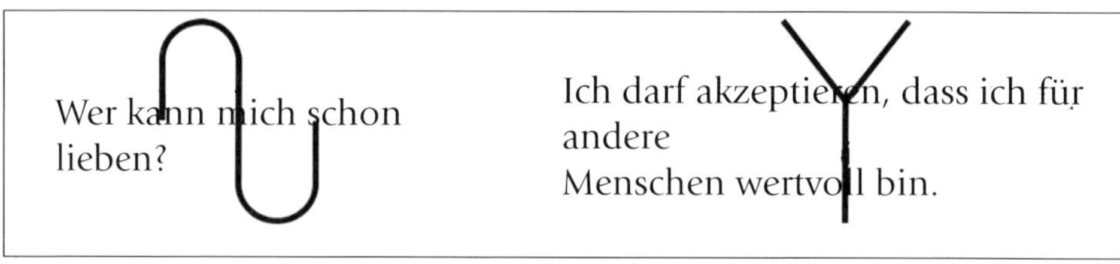

Nun testen wir aus, für wie lange wir diese Information auf Wasser übertragen und wie oft pro Tag wir sie dann trinken müssen. Zeigt uns die negative Information keine Blockade mehr an, lassen wir sie weg und führen unsere Wasserübertragung noch für einige Zeit (Dauer austesten!) nur mit dem positiven Glaubenssatz fort, um sie zu beenden.

Die Klientin hat einen sehr hohen Blutdruck und muss deswegen regelmäßig zum Arzt zur Kontrolle sowie dreimal täglich den Blutdruck senkende Medikamente einnehmen.

Bei akutem Unwohlsein hilft bereits die Energie-Balance, um eine Besserung zu bewirken. Außerdem erstellten wir einen positiven Glaubenssatz: »Mein Herz schlägt gesund und regelmäßig. Mein Blutdruck normalisiert sich.« Darüber habe ich in der bestimmten Farbe das Y gezeichnet, dann ausgetestet, wie oft und wie lange …

Sie nimmt diese Wasserinformationen regelmäßig. Bereits nach vier Wochen meinte ihr Arzt, ihr Blutdruck sei noch nie so gut gewesen. Natürlich hat sie ihm nichts von unseren »heidnischen Ritualen« erzählt, sondern sich einfach gefreut. Etwa drei Monate später konnte sie die Abenddosis des Blutdruckmedikamentes auf die Hälfte reduzieren.

Die Klientin fühlt sich viel wohler, und wir sind zuversichtlich, dass sich der Prozess weiterhin positiv entwickelt. (B.T.)

Unterschiede zwischen Glaubenssätzen und Affirmationen

Gesunde Glaubenssätze sind »Brücken«, die von einem negativen in ein positives Denken überleiten. Ich möchte dies anhand eines Beispiels erläutern.

Wenn ein Mensch mit der Diagnose »Krebs« die Überzeugung mit sich herumträgt, dass er in zwei Jahren sowieso tot sei, ist das ein »ungesundes« Denken und wird seinen Genesungsprozess behindern, wenn nicht gar unmöglich machen (die Energie folgt der Aufmerksamkeit!). Die positive Affirmation hieße: »In zwei Jahren werde ich am Leben und gesund sein.« Dieses Denken ist sicherlich viel hilfreicher, aber es werden sich dabei möglicherweise immer wieder erhebliche Zweifel einschleichen, die ihrerseits sehr schädlich sein können. Die »Brücke« dagegen, das »gesunde« Denken, würde etwa lauten: »Vielleicht bin ich in zwei Jahren noch am Leben oder auch nicht; alles, was ich tue und wie ich denke, hat darauf einen wesentlichen Einfluss.« Simonton betont, wie wichtig es ist, dass Glaubensmuster entwickelt werden, die sich auf Tatsachen stützen. Gesund ist ein Denken dann, wenn es mit der Wirklichkeit übereinstimmt.

Die Klientin ist Mitte Vierzig und hat drei kleine Kinder. Vor einem Jahr wurde bei ihr bösartiger Hautkrebs im Gesicht (unter den Augen und über den Wangen) diagnostiziert. Salben und andere Behandlungen haben nichts gebracht.

Die Hautveränderungen sind gut sichtbar, sodass ich sie gebeten habe, bei der nächsten Konsultation Fotos mitzubringen, auf denen man die Flecken gut sieht. Ich habe alles ausgependelt und die Zeichen nicht direkt im Gesicht, sondern auf dem Foto an der entsprechenden Stelle aufgemalt. Dann habe ich das Foto aufgeklebt, einen Kreis darum gezeichnet und Name, Geburtsdatum sowie Dauer und Start in den Kreis hineingeschrieben. Zudem haben wir ausgetestet, was die Ursachen für diese Zellveränderungen sein könnten, und haben in den Büchern von Louise L. Hay nachgeschaut, was zutreffen könnte. Die Klientin hat sich in einer Situation klar erkannt, nämlich, dass sie sich zu wenig Zeit für sich nimmt und sich zu wenig Liebes tut. Mit dieser Erkenntnis haben wir einen positiven Glaubenssatz entwickelt, ihn ausgetestet usw. Dann habe ich die Namen von drei Aufbaupräparaten aufgeschrieben und ein Y darüber gezeichnet, um es auf Wasser zu übertragen. Bereits nach zwei Monaten waren die Flecken kaum mehr zu sehen. (B.T.)

9. Chakras

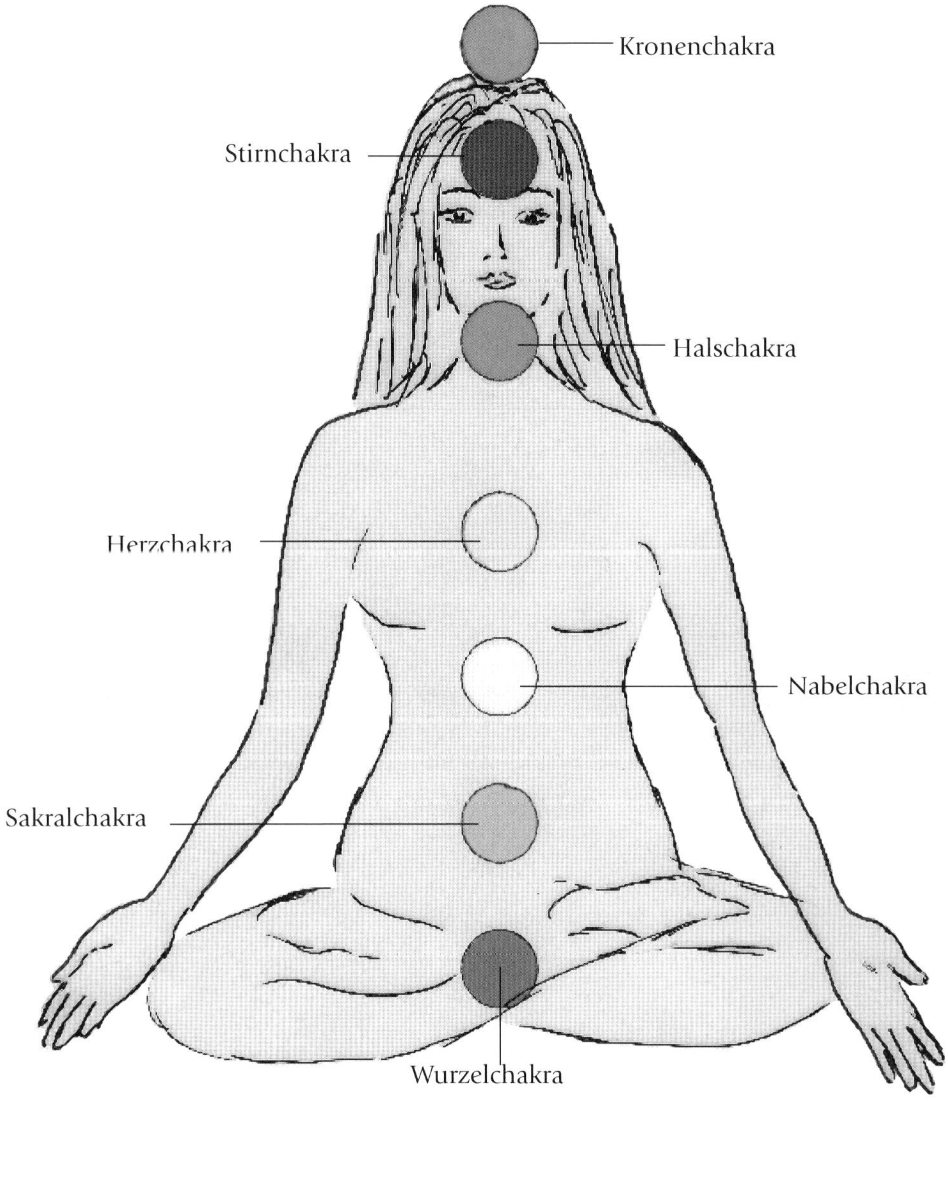

Die Abbildungen finden Sie in Farbe ab Seite 164.

Der Begriff *Chakra* stammt aus der indischen Weisheitstradition und bedeutet übersetzt »Rad« oder »Wirbel«. Entsprechend ihrer Lage durchstrahlen die Chakras in erster Linie die ihnen zugeordneten Bereiche des Körpers, stehen aber auch untereinander über das Herzchakra in Verbindung, sowohl paarweise als auch alle miteinander. Diese »Wirbel« sind als Energie- und Bewusstheitszentren an der Grenze zwischen dem physischen und dem ihn umhüllenden feinstofflichen Körper zu verstehen. Mittels kleinster Energiekanäle, den Nadis (diese weisen eine große Ähnlichkeit mit den Meridianen aus der chinesischen Tradition auf), wird die universelle Lebensenergie Prana über den ganzen Körper verteilt. Damit haben die Chakras großen Einfluss auf die Funktion unserer Organe (Kreislauf, Drüsen- und Hormontätigkeit usw.) sowie auf unsere Emotionen und Gedanken.

Sind unsere Chakras im Gleichgewicht, können sie unser gesamtes Körpersystem mit Energie aus den verschiedenen Körperbereichen, mit denen sie verbunden sind, versorgen. Sind sie in Disharmonie – »blockiert« oder »überaktiv« –, beeinträchtigen sie den ausgewogenen Energiefluss und beeinflussen damit auch unser Denken, Fühlen und Verhalten negativ, was zu gesundheitlichen Problemen führen kann. Solche Disharmonien können beispielsweise durch traumatische Ereignisse ausgelöst werden, welche mit starken Emotionen verbunden sind.

Um die innere Ganzheit und die damit verbundene Erkenntnis und Harmonie erleben bzw. erfahren zu können, müssen alle Chakras geöffnet sein. Wenn diese Schaltstellen unseres Energiesystems blockiert sind, wirkt sich das auch auf die Aura aus. Deshalb ist es wichtig, dass wir unsere Chakraenergien entfalten. Wir stärken dadurch gleichzeitig unsere Aura. Mit der Rute haben wir eine einfache Möglichkeit, Blockaden in den einzelnen Chakras festzustellen. Die Testperson hält in ihrer linken Hand die Chakrakarten (wir beginnen immer mit dem Wurzelchakra und arbeiten von unten nach oben). Unsere linke Hand halten wir über die rechte Hirnhälfte der Testperson, in der rechten Hand halten wir die Rute. Zeigt diese uns mit ihrem Ausschlag eine Abweichung vom Fließgleichgewicht an, ist dieses Energiezentrum blockiert. Wenn wir keine Chakrakarten zur Verfügung haben, kann der Klient seine linke Hand über das entsprechende Energiezentrum halten.

9.1 Die sieben Hauptchakras

Jeder Energiewirbel hat eine spezifische Schwingungsfrequenz, die in Farben, Symbolen, Krafttieren, Klanglauten (Mantras), Elementen und Gottheiten ihre Entsprechung findet.

1. Das Wurzelchakra: Muladhara

Wortbedeutung: Die Sanskritbezeichnung *Muladhara* setzt sich zusammen aus *mula* (»Wurzel«) und *adhara* (»Stütze«) und ist gleichbedeutend mit »Fundament«.

Zentrale Themen: Sicherheit, Lebenswille, Überleben, Selbsterhaltung, Urvertrauen, Erdung

Lage: im Bereich des Beckenbodens, auf der Höhe des Steißbeins

Energiefluss: Mit seiner Energie werden vor allem Dick- und Enddarm versorgt. Außerdem beeinflusst das Wurzelchakra das Knochengerüst, also unsere Stabilität. Über die Beine und Füße verbindet es uns mit der Erde. Ebenso gehören die Zähne, die Nägel, die Blutbildung, die Verdauung und der Ischiasnerv in seinen Bereich. Kann die Energie ungestört fließen, fällt es uns leicht, unsere Existenz zu sichern, denn wir stehen mit beiden Beinen auf dem Boden und ruhen in uns.

Energetisches Ungleichgewicht: Disharmonien stören den Bezug zur Erde, zum tragenden Element, und dies führt beispielsweise bei Blockaden zu mangelnder Lebensenergie, geringer Lebensfreude und zum Verlust des Vertrauens in sich und in andere.

Einfluss auf Drüsen- und Hormontätigkeit: Über die Nebennieren beeinflusst das Wurzelchakra die körpereigene Kortisonbildung, die Adrenalin- und Noradrenalinproduktion und wirkt sich ebenso auf Stressbelastbarkeit und Allergieempfindlichkeit aus.

Körperliche Störungen: Schmerzen im unteren Rückenbereich, Ischias, Krampfadern, Knochenerkrankungen, Verstopfung

Seelische Störungen: existenzielle Ängste, Orientierungslosigkeit, mangelndes Vertrauen

Geistige Ebene: Lebenswille

Affirmationen:

Ich bin mit der Mutter Erde verwurzelt.

Ich vertraue meiner Kraft und spüre meinen Körper.

Ich fühle mich mit der Erde verbunden und spüre die Kraft durch meinen Körper fließen.

2. Das Sakralchakra: Svadhisthana

Wortbedeutung: *Svadhisthana* bedeutet »Süße«, »Lieblichkeit«, »Sitz des Selbst« oder »eigener Wohnplatz«.

Zentrale Themen: schöpferische Lebensenergie, Kreativität, Sexualität, Sinnlichkeit

Lage: auf der Höhe des Kreuzbeins, etwas oberhalb der Geschlechtsorgane (Hara)

Energiefluss: Über das Sakralchakra werden sowohl die Geschlechts- und Unterleibsorgane wie auch die Gebärmutter, die Nieren und die Blase mit Energie versorgt. Sein Wirkungsbereich erstreckt sich auf den gesamten Beckenraum und den Bereich des Kreuzbeins. Fließt die Energie des Sakralchakras ungehindert, fällt es uns leicht, das Leben voll zu genießen. Wir stehen in Verbindung zu unserer urschöpferischen Energie. Sexualität und Sinnlichkeit können bejaht und lustvoll gelebt werden. Vitalität und Lebensfreude wirken sich positiv auf unser Selbstbewusstsein aus, verleihen uns Begeisterungsfähigkeit und Kontaktfreudigkeit.

Energetisches Ungleichgewicht: Disharmonien im Sakralchakra stören den Bezug zu den eigenen Quellen. Eifersucht, permanente Ängste, Neigung zur Sucht, Aggressivität und Schuldgefühle können die Folge sein.

Einfluss auf Drüsen- und Hormontätigkeit: Über die Keimdrüsen (Hoden und Eierstöcke) wirkt das Sakralchakra auf die Produktion der Keimzellen und Geschlechtshormone, die auch Stimmungen und Gefühle beeinflussen.

Körperliche Störungen: Impotenz, Prostataprobleme, Frauenleiden, Nierenprobleme

Seelische Störungen: Süchte, sexuelle Unlust, geistige Unflexibilität

Geistige Ebene: Körperbewusstsein

Affirmationen:

Ich genieße das Leben mit all meinen Sinnen.
In der Begegnung mit dem Du erlebe und finde ich mich selbst.
Ich verbinde mich mit meiner schöpferischen Kraft.

3. Das Nabelchakra: Manipura

Wortbedeutung: *Manipura* bedeutet »leuchtendes Juwel« oder »Palast der Juwelen«.

Zentrale Themen: Willenskraft, Selbstbewusstsein, Vertrauen in sich selbst, Persönlichkeit, Gefühle, Durchsetzungskraft und Sensibilität

Lage: im Magenbereich, am Übergang zwischen Lenden- und Brustwirbelsäule

Energiefluss: Seine Energie wirkt vor allem auf den Magen, den Dünndarm und die Leber, aber auch die Milz und die Gallenblase werden energetisch beeinflusst. Fließt die Energie in diesem Chakra frei und ungehindert, fällt es uns leicht, unseren Weg voller Tatkraft zu beschreiten. Menschen mit einem starken Nabelchakra zeichnen sich durch eine starke Persönlichkeit sowie durch Sensibilität und Mitgefühl aus. Sie lassen ihren Gefühlen freien Lauf, reagieren spontan, handeln aus dem Bauch heraus und treffen damit oft genau ins Schwarze.

Energetisches Ungleichgewicht: Disharmonien im Nabelchakra äußern sich in Gefühlskälte, Gleichgültigkeit, Unsicherheit und mangelndem Selbstbewusstsein. Sie führen zu Rücksichtslosigkeit und falschem Ehrgeiz.

Einfluss auf Drüsen- und Hormontätigkeit: Über die Bauchspeicheldrüse beeinflusst das Nabelchakra die Produktion zahlreicher Verdauungsenzyme, bildet Insulin und ist mitverantwortlich für den Kohlenhydrat-Stoffwechsel.

Körperliche Störungen: Verdauungsstörungen, Magenprobleme, Erkrankung der Nebennieren, Diabetes, Übersäuerung

Seelische Störungen: Aggressivität, Unsicherheit, Eifersucht, allgemeiner Ärger, Schlafstörungen

Geistige Ebene: Emotionalität

Affirmationen:

Ich verlasse mich auf meine Gefühle und vertraue meiner Spontaneität.

Ich lasse meine Ängste los und fühle mich von einer höheren Kraft gehalten.

Ich treffe meine Entscheidungen kraftvoll und mit vollem Bewusstsein.

4. Das Herzchakra: Anahata

Wortbedeutung: Die Sanskritbezeichnung *Anahata* wird mit »unbeschädigt«, »nicht angeschlagen« oder »ungebunden« übersetzt. Dies deutet darauf hin, dass das Herz, unser spirituelles Zentrum, als Ort der ursprünglichen Kraft und der wertfreien, uneigennützigen Liebe gilt.

Zentrale Themen: Liebe, Menschlichkeit, Zuneigung, Mitgefühl, Geborgenheit, Güte, Toleranz

Lage: mitten in der Brust

Energiefluss: Die energetische Kraft des Anahata wirkt auf den ganzen Brustkorb, auf Herz, Lunge und Kreislauf. In seinen Einflussbereich gehören zudem die Haut, das Blut, die Hände, die Arme und die obere Rückenpartie. Egoistische Interessen werden mit einem starken Herzchakra überwunden. Hier geht es um die überpersönliche Liebe und das Offensein, um Toleranz – auch für andere, für fremde Ideen und Kulturen. Diese offene Haltung ist die Basis der Mitmenschlichkeit.

Energetisches Ungleichgewicht: Disharmonien im Herzchakra können zu einer lieblosen, verbitterten Haltung führen. Kontaktschwierigkeiten und die damit verbundene Einsamkeit sind häufig Folgen dieser Störungen.

Einfluss auf Drüsen- und Hormontätigkeit: Über die Thymusdrüse beeinflusst das Herzchakra das Immunsystem und wirkt indirekt auf die Ausreifung der Lymphozyten.

Körperliche Störungen: Bluthochdruck, niedriger Blutdruck, Herz- und Lungenkrankheiten, Durchblutungsstörungen

Seelische Störungen: Pessimismus, Gefühlskälte, Kontaktschwierigkeiten, Hass, Kritiksucht

Geistige Ebene: Mitgefühl

Affirmationen:

Ich schenke mir und meinen Mitmenschen Liebe und Mitgefühl.

Mit meinem Herzen lerne ich, mich und die Welt zu erkennen und zu lieben.

Durch die Kraft der Liebe verbinde ich mich mit allen Wesen.

5. Das Halschakra: Vishuddha

Wortbedeutung: *Vishuddha* kann mit »reinigen« übersetzt werden. Klarheit und die Reinheit des Bewusstseins und damit des Ausdrucks sind hier gemeint.

Zentrale Themen: Kommunikation, Inspiration, Wahrheit, Kreativität, Musikalität, mentale Kraft

Lage: im Bereich der Halswirbelsäule, etwa auf der Höhe des Kehlkopfes

Energiefluss: Hals, Kiefer, Kehlkopf, Speise- und Luftröhre, Atmung und der Klang unserer Stimme werden von der Energie des Halschakras beeinflusst. Auch die Halswirbelsäule, der Nacken, die Schultern und das Gehör stehen in seinem Einflussbereich. Das Halschakra gilt als Zentrum des Klanges und ist verantwortlich für Sprache und Kommunikation. Ein bewusster und verantwortungsvoller Umgang mit Worten, der Versuch, immer bei der Wahrheit zu bleiben, Selbstausdruck und damit Selbstdarstellung gehören zu einem starken Halschakra. Über die Stimme werden nicht nur Informationen, sondern auch Gefühle zum Ausdruck gebracht, was dem Wort einen großen Einfluss und eine nicht zu verkennende Macht verleiht.

Energetisches Ungleichgewicht: Disharmonien im Halschakra können sich in Schüchternheit, Hemmungen, Sprachstörungen und einem Mangel an Ausdrucksmöglichkeiten zeigen. Andererseits äußern sie sich aber auch im Versuch, andere mit Worten zu beeinflussen und zu manipulieren.

Einfluss auf Drüsen- und Hormontätigkeit: Über die Schilddrüse und die Nebenschilddrüse unterstützt das Halschakra den Stoffwechsel und den Energiehaushalt, beeinflusst das Nervensystem und reguliert den Kalziumhaushalt.

Körperliche Störungen: Sprachstörungen, Heiserkeit, Schilddrüsenerkrankungen, Zahn- und Kieferprobleme, Nacken- und Schulterschmerzen

Seelische Störungen: Sprachlosigkeit, Verständigungs- und Ausdrucksschwierigkeiten, Hemmungen

Geistige Ebene: Kommunikation

Affirmationen:

Ich äußere mich aufrichtig und ehrlich und spüre die Kraft der Wahrheit.

Alle meine Worte sind getragen von der Kraft der Liebe.

Ich erfreue mich an meiner Ausdrucksmöglichkeit und öffne mich für die Macht des Wortes.

6. Das Stirnchakra: Ajna

Wortbedeutung: *Ajna* bedeutet »wissen«, »wahrnehmen« oder »unbegrenzte Kraft«.

Zentrale Themen: Intuition, Erkennen, Wahrnehmen, Telepathie, Fantasie, Vorstellungskraft, Selbsterkenntnis, Weisheit

Lage: in der Mitte der Stirn, etwas oberhalb der Nasenwurzel zwischen den Augenbrauen

Energiefluss: Das Stirnchakra gilt als das geistige Zentrum, der Sitz des Dritten Auges. In diesem Energiezentrum enden die beiden wichtigsten Energiebahnen *Pingala* und *Ida*, welche die beiden Pole Sonne und Mond bzw. männlich und weiblich repräsentieren und durch ihre Verschmelzung die Dualität aufheben. Der Wirkungsbereich dieses Energiefeldes erstreckt sich vor allem auf das Kleinhirn und die Sinnesorgane (Augen, Ohren, Nase). Mit einem gut entwickelten Stirnchakra fällt es uns leicht, innere Bilder zu erzeugen. Es vermittelt einen klaren Blick und verhilft zu höheren Erkenntnissen, die frei von Täuschungen und Illusionen sind.

Energetisches Ungleichgewicht: Disharmonien im Stirnchakra können zu psychischen Fehlhaltungen führen: Konzentrationsprobleme oder Gedankenflucht, Vergesslichkeit, geistige Verwirrung und Aberglaube sind mögliche Auswirkungen bei Blockaden in diesem Energiezentrum.

Einfluss auf Drüsen- und Hormontätigkeit: Über die Hirnanhangsdrüse (Hypophyse) steht das Stirnchakra in Beziehung zum gesamten endokrinen Drüsensystem, welches das Immun- und Nervensystem und auch die Psyche steuert.

Körperliche Störungen: Kopfschmerzen und Migräne, Erkrankungen der Sinnesorgane, Probleme mit den Nebenhöhlen

Seelische Störungen: Konzentrations- und Lernschwäche, Albträume, Ängstlichkeit, negative Lebenseinstellung

Geistige Ebene: Fantasie

Affirmationen:

Ich öffne mich meinem inneren Wissen und vertraue mir.

Ich liebe und akzeptiere mich, wie ich bin, und lasse mein inneres Licht leuchten.

Ich weiß, dass ich alle Antworten auf meine Fragen tief in mir trage und mich auf mich selbst verlassen kann.

7. Das Kronenchakra: Sahasrara

Wortbedeutung: *Sahasrara* wird mit »tausend«, »tausendfältig, »tausendfach« übersetzt und ist Symbol der tausendblättrigen Lotosblüte. Die Zahl Tausend repräsentiert in der hinduistischen Tradition die höchste Vollendung, die Vollkommenheit. Damit bedeutet dieses Chakra auch gleichzeitig »Leere«.

Zentrale Themen: Spiritualität, Erleuchtung, Selbstverwirklichung, Erfahrung geistiger Welten und der kosmischen Vereinigung

Lage: Das Kronenchakra liegt am Scheitelpunkt des Kopfes und verbindet unsere äußeren körperlichen Grenzen mit der Aura, unserem feinstofflichen Körper.

Energiefluss: Das Mittelhirn, aber auch der ganze Organismus werden durch seine Energie beeinflusst. Das Kronenchakra verleiht Gelassenheit, tiefen Frieden und Verbundenheit mit dem Universum. Es fördert die vollkommene Verschmelzung, das Nirwana.

Energetisches Ungleichgewicht: Eine einseitige Konzentration – also ein Energieüberschuss – des Kronenchakras kann zu Welt- und Realitätsflucht wie auch zu depressiven Verstimmungen und Verwirrungszuständen führen.

Einfluss auf Drüsen- und Hormontätigkeit: Über die Zirbeldrüse (Epiphyse) wirkt das Kronenchakra auf die Steuerung der Lichtaufnahme und die Regulation des Schlaf-Wach-Rhythmus.

Körperliche Störungen: Immunschwäche, chronische Krankheiten, Krebs, Gehirnerkrankungen

Seelische Störungen: Verwirrung, Depression, Einsamkeitsgefühl, Realitätsflucht (Schizophrenie)

Geistige Ebene: Selbstverwirklichung

Affirmationen:

Ich lebe jeden Augenblick in vollem Bewusstsein.

Ich bin bewusst und öffne mich für die Erfahrungen des reinen Seins.

Ich bin verbunden.

9.2 Chakras und ihre energetischen Entsprechungen

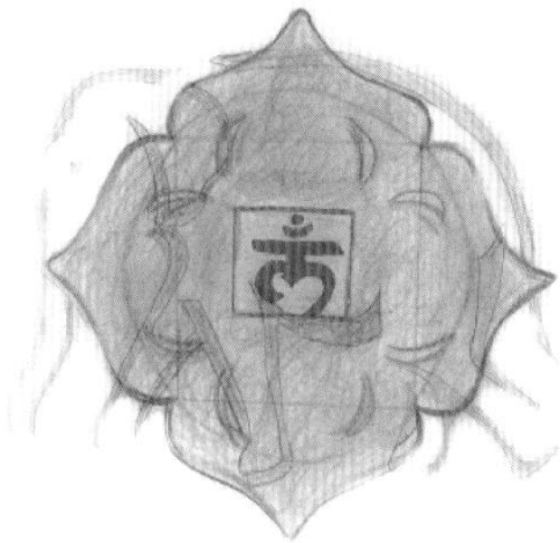

1. Chakra

Farbe:	Rot
Gottheit:	Brahma
Krafttier:	Elefant
Planet:	Merkur
Mantra:	LAM
Vokal:	U
Symbol:	Quadrat
Metall:	Blei
Mondphase:	Vollmond
Element:	Erde

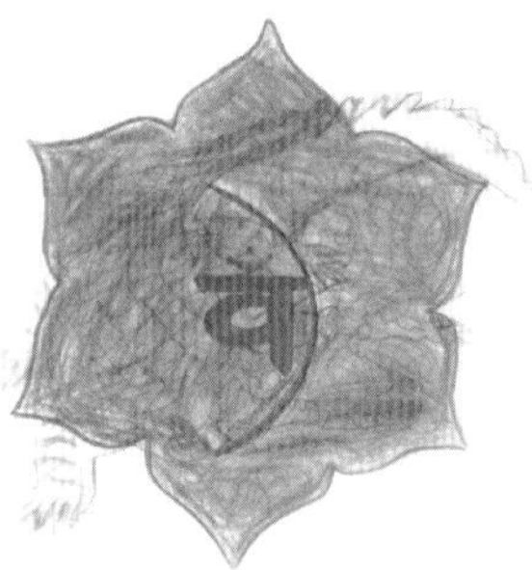

2. Chakra

Farbe:	Orange
Gottheit:	Vishnu
Krafttier:	Krokodil
Planet:	Venus
Mantra:	VAM
Vokal:	geschlossenes O
Symbol:	Mondsichel
Metall:	Eisen
Mondphase:	zunehmender Mond
Element:	Wasser

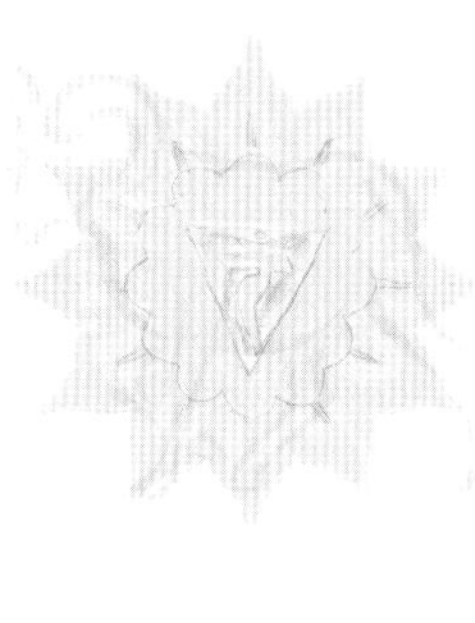

3. Chakra

Farbe:	Gelb bis Gold
Gottheit:	Agni
Krafttier:	Widder
Planet:	Mars
Mantra:	RAM
Vokal:	Ä oder offenes O
Symbol:	Dreieck
Metall:	Quecksilber
Mondphase:	zunehmender Mond
Element:	Feuer

Die Abbildungen finden Sie in Farbe ab Seite 164.

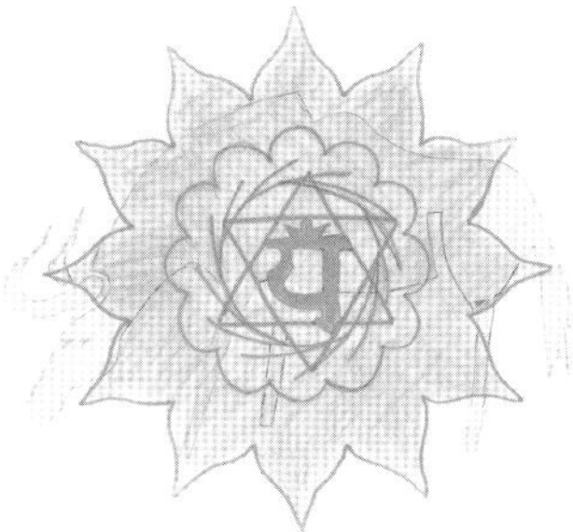

4. Chakra

Farbe:	Grün, Rosa
Gottheit:	Isa
Krafttier:	Antilope
Planet:	Jupiter
Mantra:	YAM
Vokal:	A
Symbol:	Hexagramm
Metall:	Kupfer
Mondphase:	Neumond, Vollmond
Element:	Luft

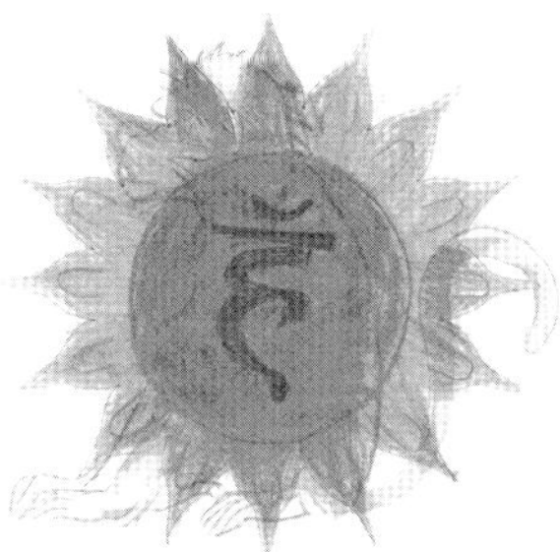

5. Chakra

Farbe:	Himmelblau
Gottheit:	Indra
Krafttier:	Affe
Planet:	Saturn
Mantra:	HAM
Vokal:	E
Symbol:	Kreis
Metall:	Silber
Mondphase:	abnehmender Mond
Element:	Äther

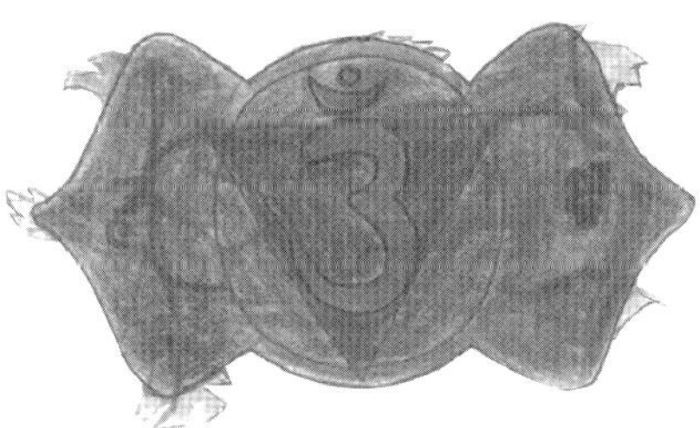

6. Chakra

Farbe:	Dunkelblau, Indigo
Gottheit:	Shaki-Hakini
Krafttier:	Adler
Planet:	Uranus
Mantra:	KSHAM
Vokal:	I
Symbol:	geflügelter Kreis
Metall:	Platin
Mondphase:	abnehmender Mond
Element:	–

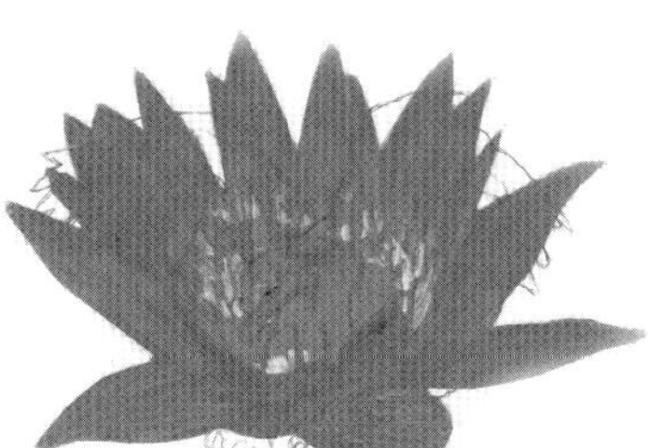

7. Chakra

Farbe:	Violett, Weiß, Gold
Gottheit:	Shiva
Krafttier:	Phönix
Planet:	Neptun
Mantra:	OM
Vokal:	M (gilt als Vokal)
Symbol:	Lotosblüte
Metall:	Gold
Mondphase:	Neumond
Element:	–

9.3 Chakraharmonisierung

Wie wir oben gesehen haben, lassen sich mit der Rute Energieblockaden in den Chakras feststellen. Ich möchte nun drei Möglichkeiten der AIM zur Harmonisierung von Chakras aufzeigen.

9.3.1 Chakrakarten

Mittels Chakrakarten können wir austesten, welche Chakras blockiert sind. Sodann können wir diese Karten mit den nötigen Zeichen versehen, auf Wasser übertragen und so die Blockaden auflösen. Wir testen, wie lange und wie oft wir diese »Wasser-Medizin« brauchen, und schließen den Vorgang mit Ypsilon ab.

9.3.2 Farben

Jedem Chakra ist eine Farbe zugeordnet. Die Schwingungsfrequenz der Farbe steht in positiver Resonanz zum jeweiligen Chakra. Mit der entsprechenden Farbe können deshalb Blockaden im gestörten Energiesystem auf einfache Weise gelöst werden.

- in farbige Tücher hüllen
- Farbbrillen tragen
- mit Farblampen usw. bestrahlen

Auch hier ist es unbedingt notwendig, dass wir austesten, wie lange und wie oft wir die Farbe auf uns wirken lassen sollen.

9.3.3 Vokale und Töne

Jedem Chakra werden ein Vokal und ein Ton zugeordnet. Die Töne korrespondieren – wie wir bereits mehrmals gesehen haben – mit Farben.

- Wurzelchakra	Vokal U/Ton C (Rot)
- Sakralchakra	Vokal geschlossenes O/Ton D (Orange)
- Nabelchakra	Vokal Ä oder ein offenes O/Ton E (Gelb)
- Herzchakra	Vokal A/Ton F (Grün, Rosa)

- Halschakra Vokal E/Ton G (Blau)
- Stirnchakra Vokal I/Ton A (Indigo)
- Kronenchakra Vokal M/Ton H (Violett, Gold, Weiß)

Durch das Intonieren der Vokale in der entsprechenden Tonlage können wir, genau wie mit Farben, Blockaden lösen. Zur Unterstützung können wir uns zusätzlich auf ein farblich passendes Tuch setzen, stellen oder legen. Auch das Rezitieren von Mantras ist eine weitere und sehr wirkungsvolle Möglichkeit, Chakras zu öffnen.

Wenn ich nicht einschlafen kann, nehme ich meinen Tensor mit ins Bett, halte meine linke Hand aufs unterste Chakra und lasse den Tensor »laufen«, bis er stillsteht. Dies tue ich der Reihe nach mit allen Chakren von unten nach oben und bin dann am Schluss so müde, dass ich nur noch den Tensor aus dem Bett legen kann und einschlafe. Das kann wahrscheinlich auch mit den Chakrakarten gemacht werden, als Möglichkeit für Leute, die selbst keinen Tensor haben, aber ich habe es noch nicht ausprobiert. (B.T.)

10. Aura

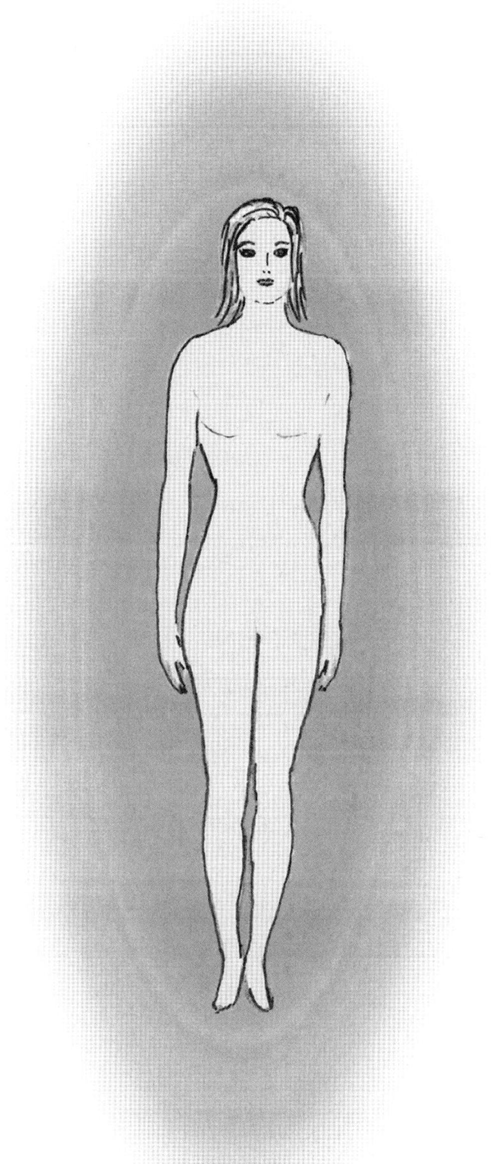

Die Abbildungen finden Sie in Farbe ab Seite 164.

Das Wort »Aura« stammt aus dem Griechischen und wird mit »Luft« oder »Hauch« übersetzt. Wir verstehen unter diesem Begriff die Ausstrahlung von Menschen, Tieren und Pflanzen, aber auch das elektromagnetische Energiefeld, welches unseren physischen Körper wie eine schützende Hülle (Hauch) umgibt, ihn durchdringt und beeinflusst.

Alle Materie ist aus verschiedenen Atomen zusammengesetzt, das heißt also auch, dass jegliche Form von Materie von einer Aura umgeben ist. Atome setzen sich aus Elektronen, Protonen und Neutronen zusammen, welche sich in ständiger Bewegung befinden und nichts anderes als elektrische und magnetische Energieschwingungen sind. Da die Atome von lebenden Wesen aktiver sind und dadurch eine höhere Schwingung haben als diejenigen von lebloser Materie, nehmen wir die Energiefelder von Menschen, Tieren, Bäumen, Pflanzen usw. sehr viel einfacher wahr.

Analog zu den sieben Chakras, die entlang unserer Wirbelsäule verteilt sind, strahlt auch die Aura nach außen. Das Kronen- bzw. Scheitel-Chakra verbindet unseren physischen Körper mit der Aura, welche vom Scheitelpunkt unseres Kopfes aus über unsere Hände und unseren Körper zu den Füßen und von da zurück zur Erde fließt. Damit umschließt sie uns mit einer Art energetischer Schutzschicht, welche auf der feinstofflichen Ebene eine ähnliche Funktion hat wie die Haut auf der grobstofflichen Ebene. Die Aura umschließt aber nicht nur unseren Körper, sie schützt auch unsere Seele vor negativen und damit schädlichen Eindringlingen. Gleichzeitig sendet sie ständig heilende Energien nach außen. Dieser Prozess funktioniert auch umgekehrt, indem Energien, die von außen auf uns treffen – von Menschen, Tieren, Pflanzen, Steinen, vom Puls der Erde usw. –, über dieses Energiefeld aufgenommen und in den Körper integriert werden. Dies geschieht durch den natürlichen Austausch zwischen den Energiefeldern und beruht, wie übrigens alles, auf dem Gesetz der Resonanz.

Falsche Ernähung, Alkohol-, Nikotin- oder Drogenmissbrauch usw. können die Aura schwächen oder gar verletzen, das heißt, es kann in diesem elektromagnetischen Feld zu Rissen oder Löchern kommen. Die Folgen sind klar: Je löchriger oder eben beschädigter unsere Aura ist, desto weniger kann sie uns vor äußeren (negativen) Einflüssen schützen. Eine gesunde, also energiegeladene und unbeschädigte Aura dagegen ist ein starker Schutz. Sie ermöglicht es uns, in Liebe und Harmonie zu leben und uns dabei vor zerstörerischen Kräften wie Hass, Angst, Gier usw. zu schützen. Die Aura wird häufig als ein strahlend weißes Licht wahrgenommen (vgl. Heiligenscheine auf Bildern). Dieses Licht setzt sich aus mehreren energetischen Feldern zusammen. Reinheit, Klarheit, Farbintensität und Ausdehnung der Aura sind abhängig vom Bewusstheitsstand ihres Trägers.

10.1 Die Auraschichten

Wir unterscheiden vier verschiedene Energiekörper:

1. Ätherkörper oder physische Aura
2. Emotionalkörper oder Astralkörper
3. Mentalkörper
4. Spiritueller Körper

Jeder feinstoffliche Körper hat eine eigene spezifische Frequenz, wobei seine Schwingungszahl sich erhöht, je weiter er vom physischen Körper entfernt ist. Weil die Energiekörper verschiedene Schwingungsmuster aufweisen, sind die Übergänge mit der Rute feststellbar.

Der Ätherkörper

Denjenigen Teil der Aura, der unseren physischen Körper direkt umhüllt, nennen wir »Ätherkörper« oder »physische Aura«. Bei jeder Inkarnation wird der Ätherkörper neu gebildet. Er enthält die sogenannten *Blaupausen*, die »Prägemuster« unseres jetzigen physischen Körpers, das heißt, er beinhaltet die körperliche Struktur, die Empfindungs- und Aktionsmöglichkeiten und den Zugang zur universellen Lebenskraft. Dank der Kirlianfotografie* kann diese Schicht sichtbar gemacht werden. Die jeweilige Ausdehnung des Ätherkörpers ist abhängig vom momentanen energetischen Zustand des Lebewesens. Das bedeutet, dass Größe, Form, Färbung und Dichte dieser Schicht viel über den allgemeinen gesundheitlichen Zustand aussagen können. Wir können deshalb auch mit der Rute in dieser Schicht messen und gegebenenfalls intervenieren.

Ein zweijähriges Mädchen fiel beim Spielen von einem Schaukelpferd, dabei riss sie sich das Lippenbändchen ein, schlug sich die Lippe auf und schürfte sich das Kinn.
Austestung: Das Zeichen »Gottvertrauen« mit dem Finger leicht über *der Haut (in der Aura) jeweils morgens und abends zeichnen. Dauer: zwei Tage.*
Die Verletzungen an Kinn und Lippe waren schon nach zwei Tagen vollständig verheilt, was bei ihr sonst länger dauert. Der Lippenbändchenriss war zwar noch ein paar Tage sehr schmerzhaft (beim Zähneputzen), ist aber rasch ohne Entzündung oder Eiterbildung abgeheilt. (C.F.)

* Die Kirlianfotografie ist ein Hochfrequenzverfahren, das von dem russischen Forscherehepaar Walentina K. und Semjon D. Kirlian entwickelt wurde.

Pflanzen (Blumen und Bäume) haben interessanterweise eine Energieausstrahlung, die unserer physischen Aura – dem Ätherkörper – sehr ähnlich ist. Pflanzen übermitteln uns darum auf natürlichste Weise viel Energie, da wir mit ihnen leicht in positive Resonanz gehen können. Pflanzen spenden uns sowohl über den direkten Kontakt wie auch über ihre Essenzen (ätherische Öle, Bachblüten usw.) harmonisierende und stärkende Kräfte.

Der Emotionalkörper

Der Emotionalkörper, auch Astralkörper genannt, ist Träger unserer Gefühle und Emotionen. Da diese in der Regel einem ständigen Wandel unterworfen sind, ist auch diese Auraschicht in stetiger Bewegung. In dieser Schicht finden wir alle unsere noch nicht bewältigten Regungen und Gefühle – auch solche aus unserer Vergangenheit und aus früheren Inkarnationen –, unsere bewussten und unbewussten Ängste, unsere Aggressionen, unsere Begierden, unsere Einsamkeits- und Verlassenheitsgefühle usw. Der Emotionalkörper ist Träger und Organisator unserer Instinkte wie auch unseres Gefühlslebens. Unterdrücken wir unsere eigenen Gefühlsenergien über längere Zeit, manifestieren sich diese im Emotionalkörper als Verdichtungen bzw. Blockaden. In dieser Schicht kann die emotionale Befindlichkeit über die zugeordneten Organe (Wut/Leber) ausgetestet werden. Der Abstand zum Organ liegt zwischen 20 und 60 Zentimeter (Richtwert).

Der Mentalkörper

Im Mentalkörper sind unsere rationalen wie auch unsere intuitiven Erkenntnisse, unsere Ideen, unsere Gedanken gespeichert – auch solche aus unserer Vergangenheit und aus früheren Inkarnationen. Damit organisiert diese Schicht sowohl unsere bewussten als auch unsere unbewussten Gedanken- und Handlungsmuster. Die Schwingung ist in dieser Schicht höher als im Emotionalkörper und seine Struktur feinstofflicher, das heißt weniger dicht. Enthält der Mentalkörper unerlöste emotionale Strukturen, verzerren sich die Informationen und damit unser Denken. Daraus entstehen die immer wiederkehrenden Denkschemata, die sich beispielsweise in negativen Glaubenssätzen äußern können. Unsere Wertvorstellungen, unsere ethischen und moralischen Ansichten und unsere festgefahrenen Meinungen sind im Mentalkörper angesiedelt.

Der Spirituelle Körper

Der Spirituelle Körper steht in direktem Bezug zum Herz- und zum Kronenchakra und dehnt sich über den Mentalkörper weiter nach außen aus. Hier treffen wir auf die höchste Schwingungsfrequenz. Diese Schicht ist bei verschiedenen Menschen je nach Ausprägung ihres spirituellen Bewusstseins unterschiedlich groß. Sie kann sich einen Meter um den physischen Leib herum ausdehnen, bei vollkommen erwachten Menschen kann sie jedoch bis zu mehreren Kilometern weit strahlen. Es ist das Feld, in dem das Lebewesen direkt mit der göttlichen Ebene, der EINHEIT verbunden ist. Der Spirituelle Körper ist zudem Ausdruck für die harmonische Verbindung zwischen Äther-, Emotional- und Mentalkörper.

10.2 Auratherapie

Folgende Methode der Aurabehandlung hat sich vor allem für die Minderung und Auflösung von hartnäckigen Blockaden bewährt, beispielsweise bei chronischen und bislang therapieresistenten Schmerzen.

1. Die Testperson denkt an ihr Problem, sei es körperlicher oder auch emotionaler Art.
2. Wir testen mit der Rute aus, in welcher Schicht sich das Problem manifestiert. Dabei gehen wir immer vom Körper der Testperson aus, das heißt, wir testen zuerst in der körpernächsten Auraschicht.
3. Zeigt unsere Rute durch einen negativen Ausschlag die blockierte Stelle an, beginnen wir, durch rasches Bewegen der Hände und Finger »Strom« zu erzeugen. Zur Unterstützung dieser Therapieform eignen sich Rasseln, Trommeln und Glocken, aber auch zischende Geräusche.
4. Nach diesem Behandlungsschritt testen wir mit der Rute nach. Erhalten wir einen positiven Ausschlag, suchen wir in der nächsten, vom Körper weiter entfernten, Auraschicht, ob sich dort noch ein Ungleichgewicht feststellen lässt. Wenn ja, wiederholen wir die Behandlung in dieser Schicht.

Stärkung der Aura

Wir können unser schützendes Energiefeld stärken, indem wir uns so oft wie möglich in der freien Natur aufhalten und Sonnenlicht tanken. Auch Meditationen, Musik, Düfte und Essenzen (zum Beispiel Aura Soma) und Kristalle haben eine positive Wirkung und stärken unsere Aura.

11. Psychomeridian

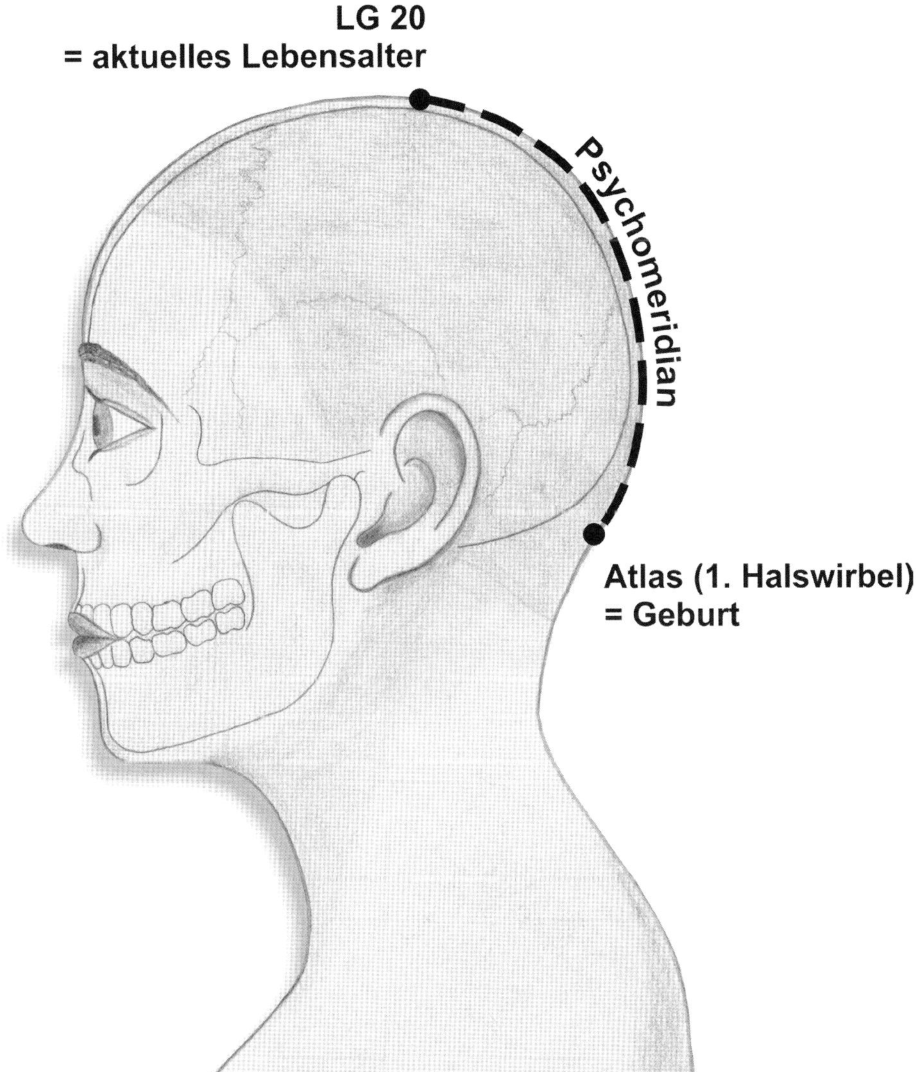

Krankheiten sind Symptome, die auf ein Ungleichgewicht hinweisen. Ein Symptom, »Kopfschmerzen« zum Beispiel, kann jedoch viele Ursachen haben: das Wetter, einen unbekömmlichen Wein, psychische Belastung durch einen Streit, Angst vor einer

Prüfung, eine Kopfverletzung durch einen Unfall, ein psychisches Trauma aus der Kindheit und vieles mehr. In der schulmedizinischen Tradition werden oft nur die Symptome bekämpft, das heißt, wir nehmen beispielsweise eine Schmerztablette. Die Ursache ist dabei aber keineswegs aus dem Weg geräumt – im Gegenteil, unser Körper muss sich nun auch noch mit dem Medikament auseinandersetzen. Nebenwirkungen aller Art sind bekannte Folgen.

In der alternativen Medizin wie auch in der Psychotherapie versucht man, die Ursache zu ergründen und damit die Wurzel des Problems anzupacken. Oft ist das ein langwieriges und nicht immer erfolgreiches Unterfangen. Mithilfe des Psychomeridians haben wir eine einfache und geniale Möglichkeit, den psychischen – und unbewussten – Auslöser zu ermitteln; kombiniert mit »informiertem Wasser« können wir das Problem erfolgreich angehen.

11.1 Behandlungsvorgehen

Der Psychomeridian verläuft vom 1. Halswirbel (Atlas) über die Mittellinie des Hinterkopfes bis zum LG 20, wobei der Atlas den Punkt unserer Geburt und der LG 20 unser aktuelles Lebensalter kennzeichnet. Das psychische, nicht verarbeitete Trauma kann auf dem Psychomeridian zeitlich lokalisiert werden. Diese Information ist für die Ursachenfindung oft ausschlaggebend.

Ablauf: Die Testperson denkt an ihr Problem, zum Beispiel an die Milchallergie, und wir testen mit unserer linken Hand auf den Abschnitten entlang dem Psychomeridian. Sobald wir einen negativen Rutenausschlag erhalten, sind wir beim Zeitpunkt des Auslösers. Oft erinnert sich die Testperson aufgrund dieser zeitlichen Bestimmung an das Ereignis. Damit haben wir die Ursache gefunden. Nun schreiben wir den Grund – zum Beispiel »Scheidung der Eltern« – zusammen mit »Milchallergie«, versehen mit dem entsprechenden Zeichen, auf einen Zettel, übertragen die Information auf Wasser und testen aus, wie oft pro Tag und wie lange diese Wassermedizin getrunken werden muss.

Kann die Ursache nicht gefunden werden, weil jede Erinnerung fehlt, reicht es, das ermittelte Lebensalter – den Zeitpunkt des Auslösers – zusammen mit dem Symptom auf Wasser zu prägen. Auch hier schließen wir die Behandlung mit dem Ypsilon ab.

In meiner Kindheit sagte mir meine Großmutter immer wieder, dass ich eines Tages viel Geld haben würde. Sie musste es wissen, denn sie kannte mich gut. Aber der Geldsegen blieb aus und ich musste im Gegenteil schmerzlich erfahren, wie es ist, wenn Geldsorgen das Leben bestimmen. In Leonies Kurs bekam ich Gelegenheit, den Ursachen für diese Sorgen auf die

Spur zu kommen, und zwar mittels der Arbeit mit dem Psychomeridian: Eine Kursteilnehmerin testete mit der Rute aus, in welcher Zeitperiode meines Lebens die Ursache für meine finanziellen Probleme entstand, und kam auf das zehnte Lebensjahr. Ohne dass sie nachfragen musste, erinnerte ich mich »plötzlich« klar und deutlich an diese Zeit – es war die Zeit, als mein Vater in eine große finanzielle Krise geriet und bankrott ging. Es war die Zeit, als Existenzängste, Ohnmacht und oft genug Verzweiflung unser Familienleben bestimmten – Geldsorgen eben. Meine eigenen Geldsorgen und die damit verbundenen Gefühle waren eine energetische Fortsetzung längst vergangener Ereignisse im Leben meiner Eltern und gehörten in diesem Sinne gar nicht zu mir. Allein schon diese Erkenntnis erfüllte mich mit neuer Zuversicht und Tatendrang. Um mein Energiesystem nachhaltig solide zu informieren, testeten wir mit der Rute das Ausmaß meiner »ererbten« Geldsorgen aus und schrieben das entsprechende Zeichen zusammen mit den Informationen »Geldsorgen, zehntes Lebensjahr, Bankrott des Vaters, Ängste« auf ein Blatt, um damit Wasser für mich zu informieren. Fleißig trank ich dreimal täglich das Wasser, meine Zuversicht hielt an, mein Tatdrang wuchs und meine – selbst erstellte! – Website für meine neue eigene Firma ist so gut wie fertig. Noch sind nicht alle finanziellen Schwierigkeiten ausgestanden (ich bin ja auch noch nicht beim Y angelangt), aber innere Klarheit, Hartnäckigkeit und Ideenreichtum bestimmen jetzt meinen Alltag. Vielleicht hatte meine Großmutter ja doch recht?! (I.I.)

Niclas, der Sohn von Freunden, hatte Schulschwierigkeiten. Es ging darum, ob er im Sommer 2007 in die Kleinklasse versetzt werden sollte. Alles schien darauf hinzuweisen. In etlichen psychologischen Untersuchungen wurde getestet, ob er ein hyperaktives Kind sei. Ich fragte seinen Vater Dennis, ob er bereit wäre, einen Versuch mit Niclas zu starten. Ich stellte ein spezielles Mandala für Lernschwierigkeiten her, das ich zuvor ausgetestet hatte. Auf diese Art war es möglich, ein Mandala zu malen. Niclas hatte rund drei Stunden lang mit großer Motivation die ausgepunkteten Punkte miteinander verbunden und dann die entstandenen Flächen farbig ausgemalt. Zudem hatte er die Mandalas in kleiner Form in sein Schuletui gelegt und eines unters Kopfkissen. Nach all dieser Arbeit war er sehr müde und musste sich hinlegen.*

Am selben Abend überprüfte ich meine Testfähigkeit und fragte, ob ich Niclas testen dürfe. Ich wollte herausfinden, was die Lernproblematik ausgelöst hatte, und fand über den Psychomeridian zwei Traumata. Das erste war bei der Geburt entstanden und das zweite, als der Junge sechs Jahre alt war. Die Behandlung des Geburtstraumas zeigte Priorität. Ich schrieb das Geburtstrauma mit der nötigen Information auf einen Zettel und legte es auf die Seite.

Am darauffolgenden Montag telefonierte ich mit Dennis und wollte wissen, wie es Niclas geht. Zu meiner Überraschung erfuhr ich, dass der Kleine Nesselfieber bekommen, sich aber

* Klassen mit maximal acht Schülern, ein pädagogisches Modell zur Förderung von Schülern mit einem hohen pädagogischen Zuwendungsbedarf.

bereits etwas erholt hatte. Nach zwei Tagen konnte er auch wieder zur Schule. Ich erzählte Dennis, dass ich bei Niclas ein Geburtstrauma gefunden hätte, aber nicht wisse, ob das stimme. Nach kurzem Überlegen bestätigte er: Niclas bekam bei der Geburt für einen kurzen Moment keine Luft und musste mit Sauerstoff versorgt werden.

Zwei Wochen später hatten die Eltern das Endgespräch für die Versetzung in die Kleinklasse. Alle beteiligten Personen inkl. Schulleiter waren sich aber darüber einig, dass Niclas in seiner alten Klasse bleiben könne. Der Kleine war überglücklich und seine Augen strahlten. Vor Kurzem brachte er in Französisch die Note 5.5 nach Hause. Niclas ist seither enorm motiviert. Das Wissen darum, dass er in der Regelklasse bleiben kann, macht ihn stolz und selbstsicher. (M.B.)*

* In der Schweiz gibt es die Noten 6 bis 1, wobei 6 die beste ist.

12. AIM in Kombination mit anderen Heilverfahren

Lieber Leser, liebe Leserin, Sie sind fast am Ende dieses Buches angelangt, das ich mit zwei Fallbeispielen aus der Landwirtschaft abschließen möchte. Sie stammen von Georg Mäck, einem Biolandwirt aus Deutschland, den ich während meiner Ausbildung in Wolfratshausen kennenlernte. Er ist ein Meister in der kreativen Anwendung und Kombination unterschiedlicher Verfahren. Mit seiner seriösen und zugleich spielerischen Art macht er genau das, was ich im Vorwort als Wunsch äußerte, nämlich dass verschiedene Heilverfahren sich ergänzen und bereichern mögen.

Ein Praxisfall (mein erster komplizierter) aus der Landwirtschaft:

Ich hatte zwar zuvor schon mit Grundkenntnissen der Praxisorientierten Neuen Homöopathie und klassischer homöopathischer Mittel, die eine Tierheilpraktikerin mir als Grundstock zur Verfügung gestellt hatte, Verträglichkeitsuntersuchungen durchgeführt. Mithilfe dieser Mittel konnte auch so mancher Kälberdurchfall kuriert werden.

Auch mit anderen Heilverfahren wie Orgonstrahlern hatte ich schon ein klein wenig Erfahrung, aber nicht so, dass man sie extra erwähnen müsste. Diese ganze persönliche Erfahrung sollte sich jedoch mit dem 15. März 2002 schlagartig ändern. An diesem Tag kalbte unsere Kuh Erika. Sie gebar zwei weibliche Kälber. Die Kälber waren etwas schwach, und das Zweitgeborene konnte nicht aufstehen. Da bei der Kuh die Nachgeburt abgenommen werden musste, wurde der Tierarzt hinzugezogen. Dieser untersuchte auch die Kälber und meinte zu dem Zweitgeborenen, dass es keine Überlebenschance habe, da es querschnittsgelähmt sei. Es sollte eingeschläfert werden. Eine solche Entscheidung fällt einem Landwirt jedoch nicht leicht, zumal mich das Kalb immer so treuherzig anschaute. Ich hatte immer das Gefühl, als wolle es mir sagen: »Unternimm doch du etwas.« Und so unternahm ich etwas.

Da ich von den Akupunkturpunkten an einem Kalb zu wenig Ahnung hatte, musste eine Austestung nach E. Körbler scheitern. Deshalb malte ich dem Kalb einfach ein balkengleiches Kreuz auf das Becken. Zudem wurde das Kalb mehrmals am Tag umgedreht, damit es sich nicht auf einer Seite wund liegt. Nach einer Woche war leider noch keine Änderung eingetreten. So warf ich alle meine bisher erworbenen Kenntnisse in einen Topf und probierte weiter. Zunächst schnitt ich dem Kalb Haare ab, um damit testen zu können. Aus dem Buch von

Boericke, in dem viele homöopathische Mittel mit ihren Wirkungen aufgeführt sind, kopierte ich das Inhaltsverzeichnis heraus, um darauf testen zu können. Es waren sowohl ein Orgonstrahler als auch Grundkenntnisse über Rosina Sonnenschmidts Tätigkeit vorhanden. So testete ich mit den Haaren des Kalbes zunächst, mit welcher Art von Behandlung dem Kalb am besten geholfen werden könnte. Danach führte ich diese aus.

So sagte mir die Rute am 22. März, ich solle eine Mentalheilung vornehmen. Also testete ich zuerst aus, welches Mittel dazu am besten geeignet wäre. Es war »Lactuca«. Dies schrieb ich auf einen Zettel und übertrug es auf die Haare. Dass ich richtig gependelt hatte, glaubte ich aus der Beschreibung des Präparates ablesen zu können, wo unter Extremitäten u.a. steht: »linke Hüfte lahm«.

Drei Tage später, am 25. März, sollte ich mit dem Orgonstrahler das Mittel »Castoreum« übertragen. Also schrieb ich dies auf den Zettel und übertrug es mit dem Orgonstrahler auf die Haare des Kälbchens.

Am 26. März musste ich mit dem Orgonstrahler die beiden Mittel »Cucurbita citrullus« und »Cuprum aceticum« übertragen. Hier stand u.a. »Rückenschmerz«, weshalb ich mich auf der richtigen Fährte wähnte.

Am 27. März war wieder einmal die Mentalübertragung auf die Haare an der Reihe. Diese erfolgte wie auch schon am 22. März mit der gelernten Links-Rechts-Information. Diesmal waren es gleich drei Mittel, und dies ließ mich eigentlich schon ein wenig resignieren. Aber zu dem Zeitpunkt, als ich die Präparate mental übertrug, war meine Frau beim Kalb, und sie kam freudestrahlend ins Zimmer und sagte: Das Kalb hat ein Bein bewegt. Nun war jegliche Resignation verschwunden und mein Entdeckerdrang war geweckt. So wurde auch noch am 27. März mental übertragen, am 28. und 29. März mit dem Orgonstrahler. Am 1. April zeigte mir meine Einhandrute keine weitere Behandlung an.

Am 5. April konnte das Kalb, wenn man es hochhob und leicht stützte, das erste Mal stehen. So machte es nun täglich weitere Fortschritte ohne eine weitere Behandlung. Einen Monat nach der Geburt tollte es herum, als wäre nie etwas gewesen. Was nun zur eigentlichen Gesundung beigetragen hat, entzieht sich meiner Kenntnis.

Durch diesen Vorfall in eine euphorische Stimmung versetzt, ließ ich mich dazu hinreißen, 32 000 Stachelbeerstauden eines konventionell wirtschaftenden Landwirts am Bodensee gegen Mehltau zu behandeln. Wäre ich nicht in einer solchen Stimmung gewesen, hätte ich mich sicher daran erinnert, dass auch biologische Betriebe mit Mehltau zurande kommen müssen. So aber ließ ich mir von dem Landwirt, der mir sein Leid klagte, dass bei seinen ein Jahr vorher gepflanzten Stachelbeeren die ersten Anzeichen von Mehltau aufgetreten seien und das einzige brauchbare Spritzmittel inzwischen verboten worden sei, Bilder seiner Stachelbeeren geben. Noch am gleichen Tag, an dem mein Kalb das erste Mal den Fuß bewegt hatte, testete ich auf die gleiche Art und Weise seine Stachelbeeren. Dazu ist zu sagen, dass bei Pflanzen, die sehr dicht stehen und dadurch schlechter abtrocknen, sowie bei Pflanzen, die gut bis sehr gut mit Stickstoff versorgt werden, vermehrt solche Krankheiten auftreten. Dies ist auch der Grund, warum konventionelle Betriebe meist stärker mit Pilzkrankheiten zu kämpfen haben als biologisch wirtschaftende. Letzteren fehlt meist die Möglichkeit der hohen Stickstoffversorgung, womit ein geringerer Ertrag in Kauf genommen werden muss, jedoch als positiver Nebeneffekt die Krankheitsanfälligkeit der Pflanzen sinkt. Ich musste mental »Ipecacuanha« übertragen. Dazu steht im Boericke u.a.: »indiziert dauernde Übelkeit nach schwer verdaulicher Nahrung«, und unter dem Stichwort »Haut« steht »Frieselausschlag«.

Zwei Tage später war »Lonicera pericylmenum« angezeigt. Am 1. April waren es dann »Aspidium athamanticum« und »Berberis vulgaris«. Auch bei diesen Mitteln war stets ein Hinweis auf schlechte Nahrung oder Warzen bzw. Juckreiz zu finden. All diese Hinweise verstärkten in mir natürlich den Glauben an das eigene »Pendeln«. Dann wurde bis zum 14. April nichts mehr angezeigt.

Am 14. April wurde »Althaea officinalis« übertragen. Da die nächsten zwei Tage wieder nichts angezeigt war, übertrug ich mit dem Orgonstrahler ein Ypsilon, um die Pflanzen mit positiver Energie zu versorgen. Dass ich das Ypsilon auch zur Festigung der Gesundheit einsetzen konnte, wusste ich zu diesem Zeitpunkt noch nicht. Nun dachte ich, es sei erledigt. Durch Zufall fielen mir einen Monat später am 13. Mai die Bilder wieder in die Hände und ich testete erneut. Es zeigten sich plötzlich völlig unerwartet fünf verschiedene homöopathische Wirkstoffe. Ich las im Boericke, dass alle eines gemeinsam hatten. Und zwar hieß es da: »Patient verträgt die Nahrung nicht.« Ich konfrontierte den Landwirt und seine Ehefrau mit meinem Ergebnis. Beide sagten übereinstimmend aus, dass sie nichts anderes gemacht hätten, als was ich ihnen gesagt hatte. Wir unterhielten uns einige Zeit. Und als die Landwirtin etwa zum 20. Mal betonte, sie hätten wirklich nicht gedüngt und sie könne sich absolut nicht vorstellen, warum meine Rute so etwas sage, ging hinter der Frau ihr Schwager vorbei, der nebenan eine Obstplantage betreibt. Dieser bekam das Gespräch mit und sagte: »Oh doch, ich brauchte auf meiner Plantage Kunstdünger und hatte zu viel gekauft. Und da deine Stachelbeeren so verhungert aussahen, habe ich dort den Rest gestreut.« Damit war die Aussage der Rute bestätigt und das Staunen unter den Landwirten riesig. Es wurden alle fünf Präparate mental übertragen. Die Stachelbeeren blieben mehltaufrei. (G.M.)

13. Literaturliste

Andrews, Ted: *Die Aura sehen und lesen*. Schirner, Darmstadt 2006.

Bassols Rheinfelder, Layena: *PraNeoHom® – Praxisorientierte Neue Homöopathie*. Skripte zu den Seminaren. www.praneohom.de/skriptverkauf.html.

Beevar, Wolfgang: *Ingmar. Das System der Symbolkräfte von Aldebaran*. Antasira, Edelsgrub 2002.

Brennan, Barbara Ann: *Licht-Heilung*. Arkana/Goldmann, München 1994.

Briggs, John und F. David Peat: *Die Entdeckung des Chaos*. dtv, München 2001.

Callahan, Roger J.: *Leben ohne Phobie*. VAK, Kirchzarten 1987.

Cerutti, Herbert: *Wenn Elefanten weinen*. NZZ, Zürich 2003.

Daunderer, Max. *Gifte im Alltag*. C.H. Beck, München 2005.

Dilts, Robert B.: *Die Magie der Sprache*. Junfermann, Paderborn 2005.

Dilts, Robert B.: *Die Veränderung von Glaubenssystemen*. Junfermann, Paderborn 2006.

Emoto, Masaru: *Die Antwort des Wassers*. KOHA, Burgrain 2002.

Fenner, Barbara: *Tierstimmen. Vom telepathischen Kommunizieren mit Tieren*. Editions à la carte, Zürich 2005.

Franckh, Pierre: *Erfolgreich Wünschen*. KOHA, Burgrain 2006.

Friebe, Günter und Margarete: *Das Alpha-Training*. Drei Eichen, Hammelburg 1981.

Gienger, Michael und Wolfgang Maier: *Heilsteine der Organuhr*. Neue Erde, Saarbrücken o.J.

Govinda, Kalashatra: *Atlas der Chakras*. Ludwig Buchverlag, München 2002.

Govinda, Kalashatra: *Chakra Praxisbuch*. Südwest-Verlag, München 2005.

Hay, Louise L.: *Heile deinen Körper. Seelisch-geistige Gründe für körperliche Krankheit*. Lüchow, Stuttgart 1989.

Hempen, Carl-Hermann: *Akupunktur*. dtv, München 1995.

Jung, Carl Gustav: *Der Mensch und seine Symbole*. Walter-Verlag, Zürich/Freiburg (Breisgau) 1988.

Klinghardt, Dietrich: »Protokoll zur Ausscheidung von Neurotoxinen«. *Schriftreihe des Instituts für Neurobiologie* – 10/05.

Knaak, Sophie Ruth: *Neurodermitis*. Ennsthaler, Steyr 2004.

Knauss, Harald: *Klänge für die Seele*. VAK, Kirchzarten o.J.

Lorenzetti, Maria: »Ein ägyptischer Architekt macht aus schlechten Strahlen gute«. In: *Tages-Anzeiger*, 23. Oktober 2003.

Lübeck, Walter: *Das Aura Heilbuch*. Windpferd, Aitrang 2003.

Martina, Roy: *Emotionale Balance*. KOHA, Burgrain o.J.

Marx, Susanne: *Klopfen befreit*. VAK, Kirchzarten 2006.

Mau, Franz-Peter: *EM. Fantastische Erfolge mit Effektiven Mikroorganismen in Haus und Garten, für Pflanzenwachstum und Gesundheit*. Goldmann, München 2002.

Michel, Peter & Annette Wagner: *Die Chakra Praxis-Karten*. Aquamarin, Grafing 2005.

Neumayer, Petra und Roswitha Stark: *Medizin zum Aufmalen*. R. Mankau Verlag, Murnau 2006.

Neuner, Werner Johannes: *Die Matrix des Bewusstseins*. Antasira, Edelsgrub 2004.

Röcker, Anna Elisabeth: *Atlas des ganzheitlichen Heilens*. Ludwig Buchverlag, München 2001.

Schmidt, René Albert: »Das Blut. Spiegel der Gesundheit«. In: *raum&zeit* 137/2005.

Schreckenbach, Dirk: *An jedem Zahn hängt immer auch ein ganzer Mensch*. Verlag Burr, o.O. 2002.

Scott, Jimmy und Kathleen Goss: *Allergie und der Weg, sich in wenigen Minuten davon zu befreien*. VAK, Kirchzarten 1990.

Seiler-Hugova, Ueli: *Farben sehen erleben verstehen*. AT Verlag, Aarau 2002.

Sharamon, Shalila und Bodo J. Baginski: *Das Chakra-Handbuch*. Windpferd, Oberstdorf 2006.

Sheldrake, Rupert: *Sieben Experimente, die die Welt verändern könnten*. Fischer Taschenbuch, Frankfurt/Main 2005.

Simonton, O. Carl: *Auf dem Wege der Besserung*. rororo Sachbuch, Reinbek 2001.

Simonton, O. Carl: *Wieder Gesund werden*. rororo Sachbuch, Reinbek 2002.

Sperling, Renate: *Das Wesen der Edelsteine. Magie und Heilkraft*. Tosa Verlag, Wien 2005.

Stelzl, Diethard: *Heilen mit kosmischen Symbolen*. Schirner, Darmstadt 2004.

Villoldo, Alberto: *Das geheime Wissen der Schamanen*. Goldmann/Arkana, München 2001.

Westermann, Bärbel (Hg.): *Informationsmedizin in Praxis und Anwendung*. Neuburg/Berlin 2003.

Wetter, Ursula: *5 Elemente Küche*. AT Verlag, Baden 1998.

Worlitschek, Michael und Peter Mayr: *Säure-Basen-Einkaufsführer*. Haug, Heidelberg 2001.

www.bafu.admin.ch/elektrosmog
www.bag.admin.ch/verbrau/d/index.html
www.coeliakie.ch
www.gesund-durch-essen.ch/Kreuzallergie.html
www.mycohaem.ch
www.organ-uhr.de/erlaeuterungen/erlaeuterungen.htm
www.puramaryam.de/auramensch.html

Ich freue mich, wenn auch Sie mir Ihre Erfahrungen und Erlebnisse mit AIM mitteilen. Durch diese Form der Vernetzung können wir voneinander lernen und uns gegenseitig unterstützen. Vielen Dank!

Sie erreichen mich unter folgender Adresse:
Leonie Zander
mail@leonie-zander.ch
www.leonie-zander.ch

Wurzelchakra

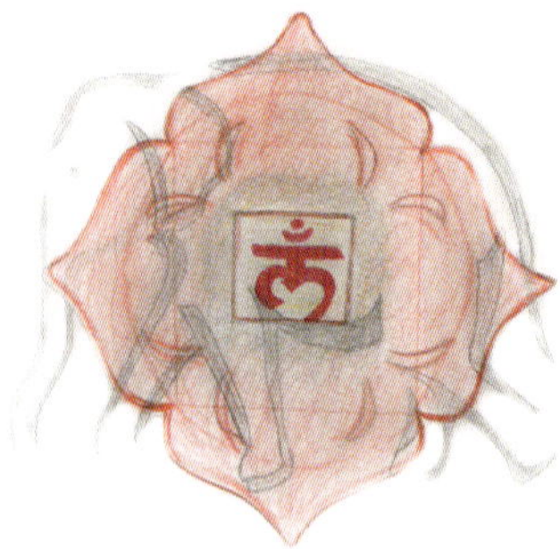

Sakralchakra

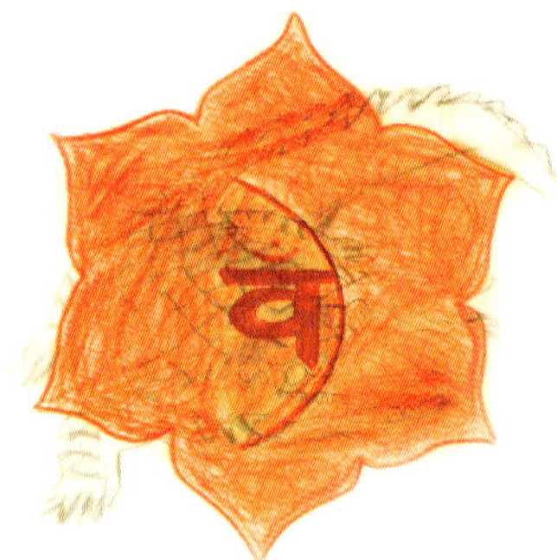

Nabelchakra

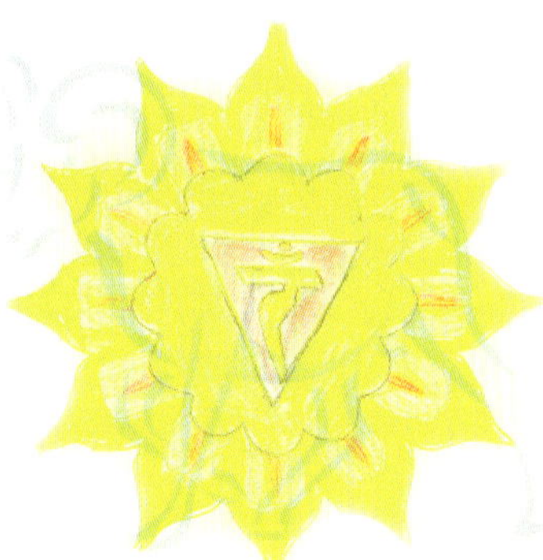

Herzchakra

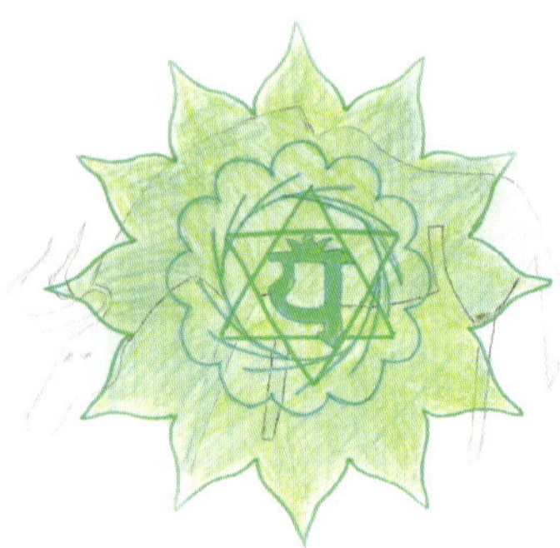

Halschakra

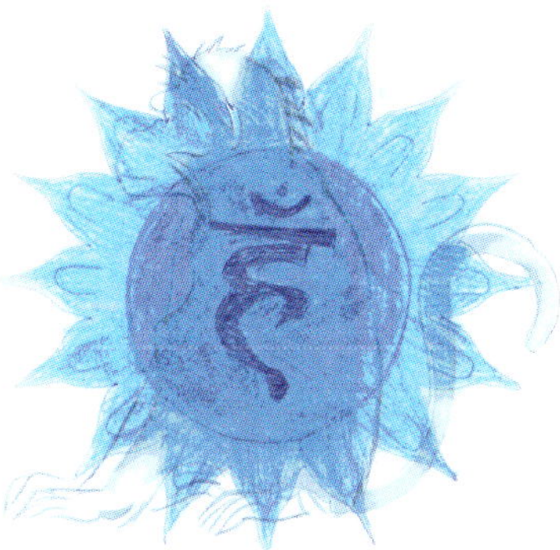

Stirnchakra

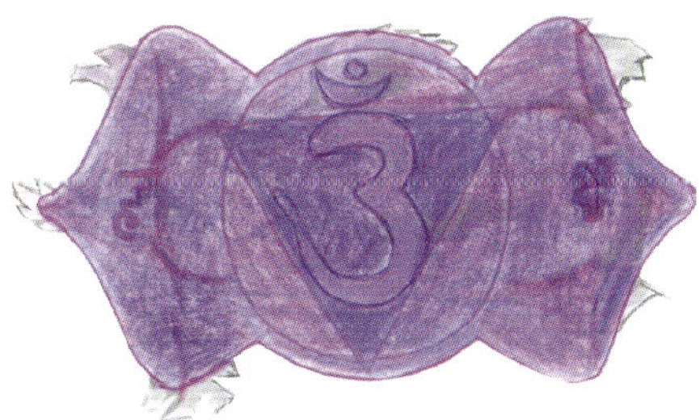

Kronenchakra

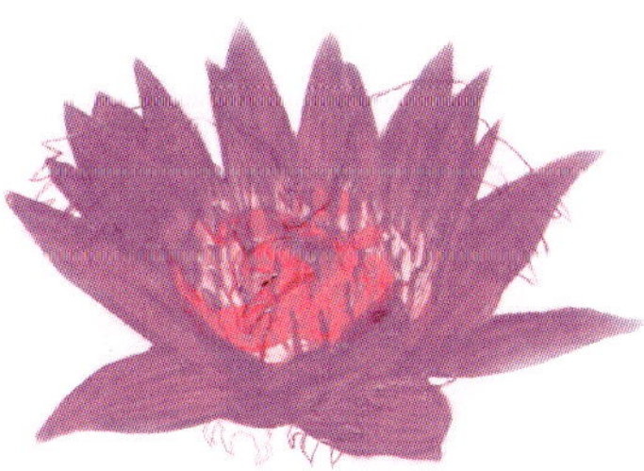

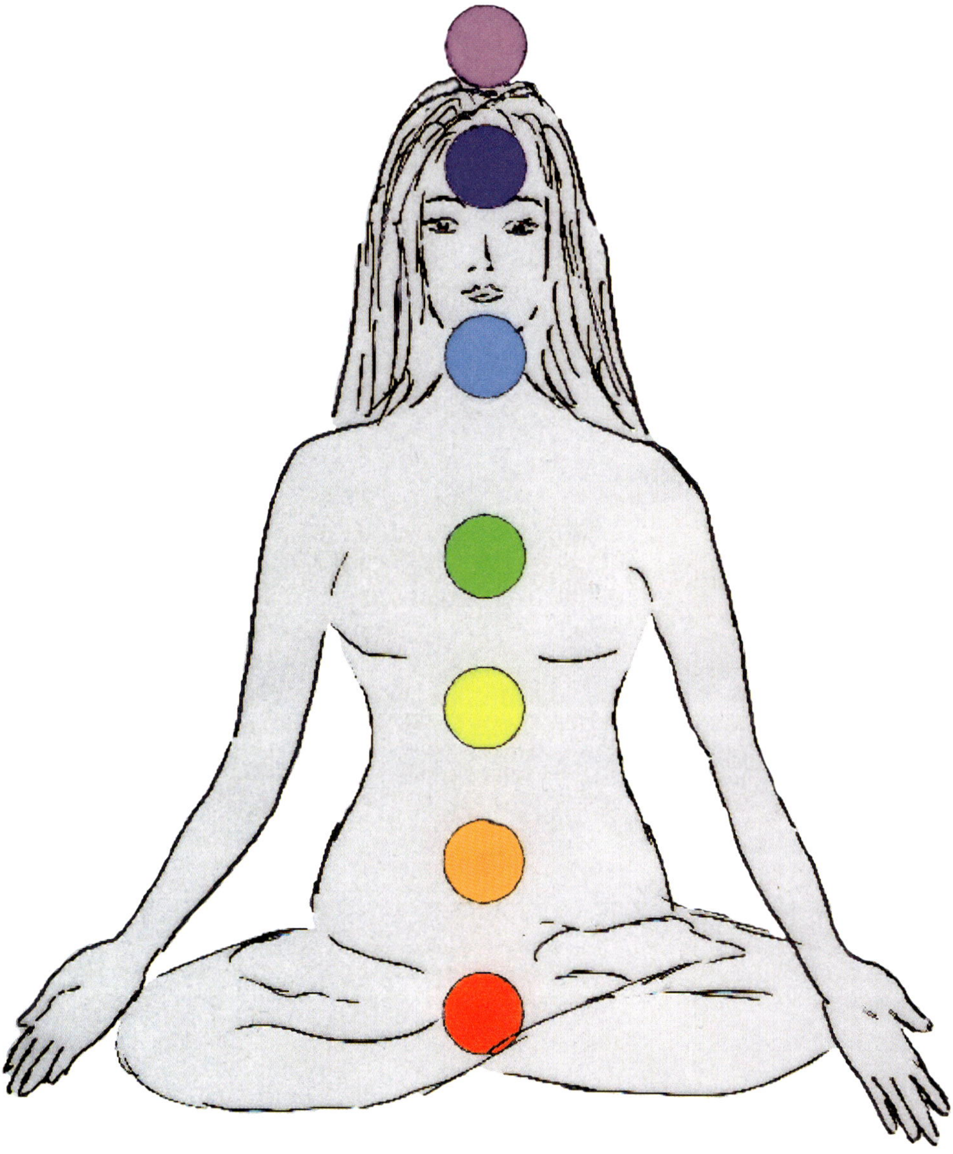

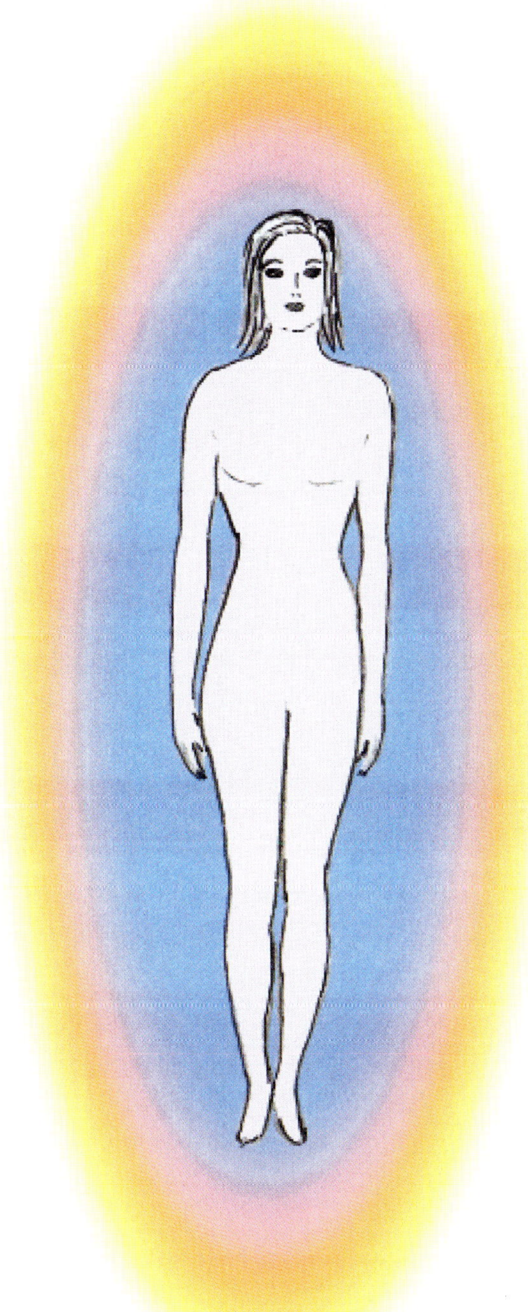

Dr. Diethard Stelzl
Symbolkarten zur Resonanzbehandlung
100 Karten, 5 x 5 cm
ISBN 978-3-89767-375-5

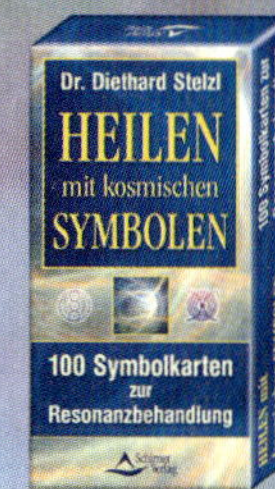

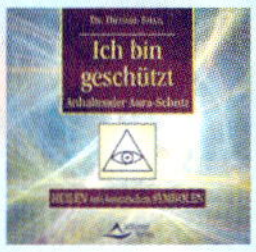

Ich bin geschützt
ISBN 978-3-89767-194-2

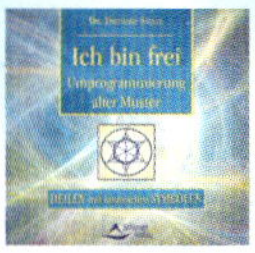

Ich bin frei
ISBN 978-3-89767-195-9

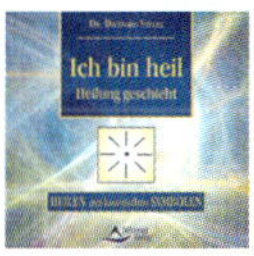

Ich bin heil
ISBN 978-3-89767-196-6

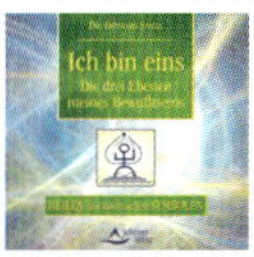

Ich bin eins
ISBN 978-3-89767-197-3

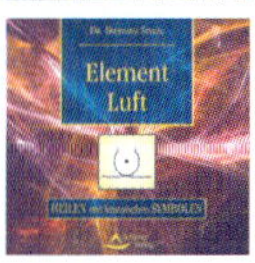

Element Luft
ISBN 978-3-89767-198-0

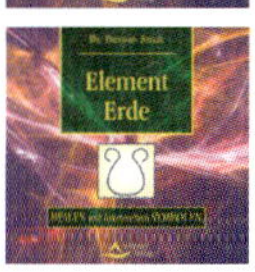

Element Erde
ISBN 978-3-89767-199-7

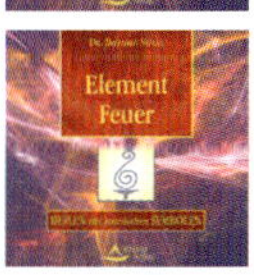

Element Feuer
ISBN 978-3-89767-200-0

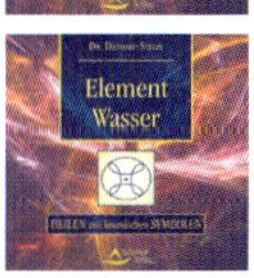

Element Wasser
ISBN 978-3-89767-201-7

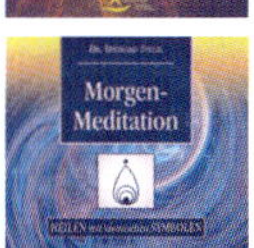

Morgenmeditation
ISBN 978-3-89767-202-4

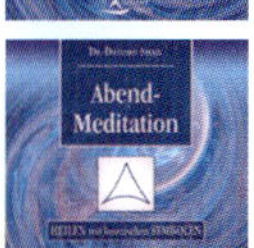

Abendmeditation
ISBN 978-3-89767-203-1

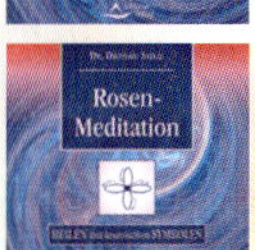

Rosenmeditation
ISBN 978-3-89767-204-8

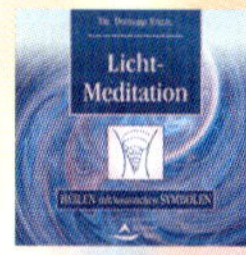

Lichtmeditation
ISBN 978-3-89767-205-5

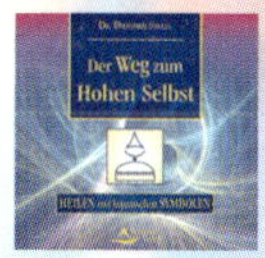

Der Weg zum Hohen Selbst
ISBN 978-3-89767-206-2

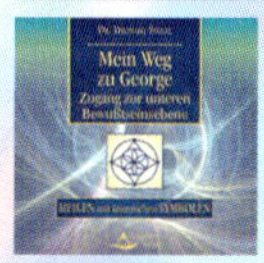

Mein Weg zu George
ISBN 978-3-89767-207-9

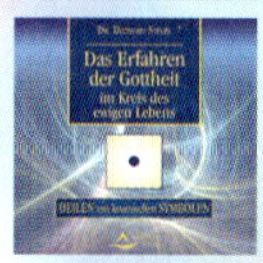

Das Erfahren der Gottheit
ISBN 978-3-89767-208-6

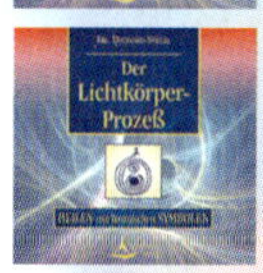

Der Lichtkörperprozess
ISBN 978-3-89767-209-3

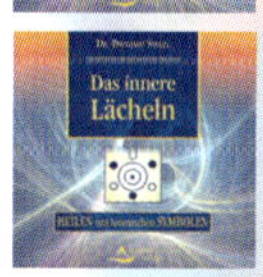

Das innere Lächeln
ISBN 978-3-89767-210-9

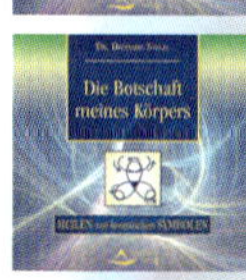

Die Botschaft meines Körpers
ISBN 978-3-89767-211-6

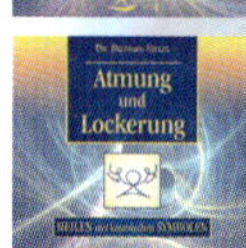

Atmung und Lockerung
ISBN 978-3-89767-212-3

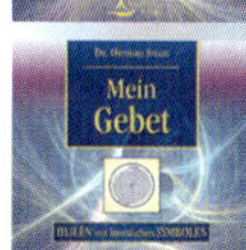

Mein Gebet
ISBN 978-3-89767-262-8

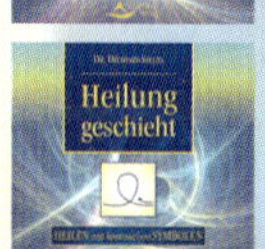

Heilung geschieht
ISBN 978-3-89767-263-5

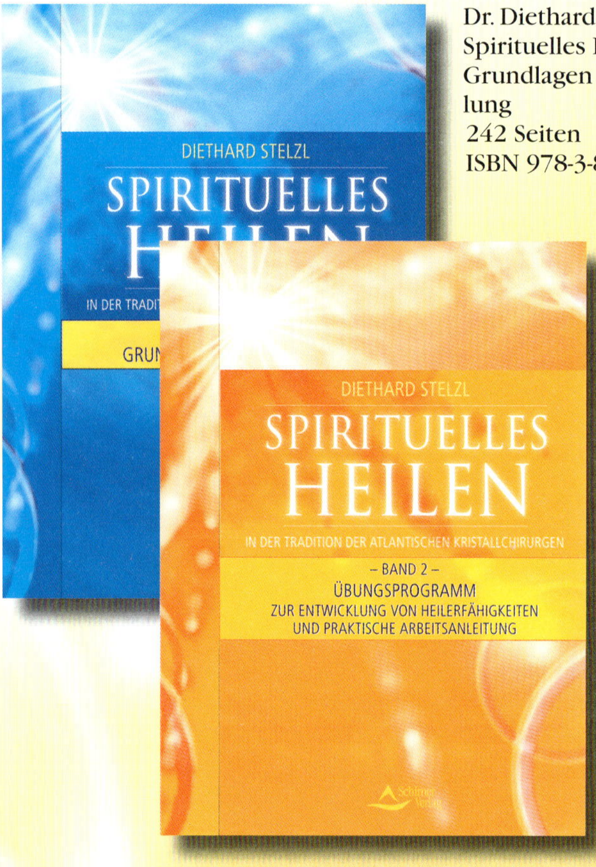

Dr. Diethard Stelzl
Spirituelles Heilen, Bd. 1
Grundlagen und Entwicklung
242 Seiten
ISBN 978-3-89767-264-2

Dr. Diethard Stelzl
Spirituelles Heilen, Bd. 2
Übungsprogramm und praktische Arbeitsanleitung
258 Seiten
ISBN 978-3-89767-298-7

Das Heilen durch Berührung bestimmter Körperorgane bzw. -zonen mit den Händen hat eine lange Tradition. Nach Dr. Diethard Stelzl ist diese Fähigkeit ein Erbe der atlantischen Kristallheiler, einer ausgesuchten Gruppe von Sensitiven, die außergewöhnliche Heilfähigkeiten hatten: Bis heute tragen viele Menschen die Kristalle, mit denen die Heiler von Atlantis das Energiefeld ihrer Patienten ausgleichen konnten, als feinstoffliche Informationen in den Händen.

Wie man die uralten und doch neu anmutenden Heilweisen durch Handauflegen einsetzen kann, zeigen sowohl der Band 1 als auch Band 2 ausführlich und umfassend: Im Band 1 werden Sie in die Grundlagen und Voraussetzungen des Spirituellen Heilens eingeführt – die Struktur der universalen Ordnung, der Mensch im Gefüge des Kosmos, die Bedeutung der morphogenetischen Felder, das Rad des ewigen Lebens, die ›Weltformel der Unsterblichkeit‹, die Energiekreisläufe des Menschen, Aura und physischer Körper. Weiterhin werden zwei Traditionen des Spirituellen Heilens vorgestellt, zunächst natürlich die der Kristallheiler von Atlantis.

lesen, fliegen, landen
Schirner Verlag

Im Band 2 erfahren Sie, wie man eine Heilfrequenzfeld aufbaut und aufrechterhält, und wie man damit arbeitet. Außerdem erfahren Sie, wie sich zum Beispiel die Ernährung auf die Gesundheit, die Gedanken, Gefühle, die allgemeine Lebensweise auswirkt. Insbesondere zeigt der Autor, wie man sich als Heiler selbst in den energetischen Zustand versetzen kann, der notwendig ist, um das Energiefeld des Klienten so zu erhöhen, daß die Störfelder positiv umgepolt werden können. Sie lernen, wie man Energieströme in sich und damit auch in andere lenken kann und die Verantwortung für das eigene Energiefeld zu übernehmen. Dabei bringt das Werk Wissenschaft und hochenergetische Heilweisen in einen ganz neuen Zusammenhang und enthält darüber hinaus eine Fülle von praktischen Hinweisen, die helfen, gesünder zu leben.

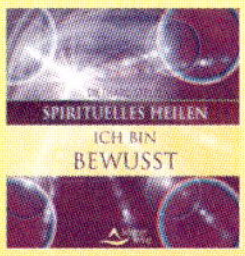

Ich bin bewusst
ISBN 978-3-89767-290-1

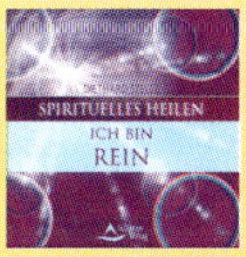

Ich bin rein
ISBN 978-3-89767-291-8

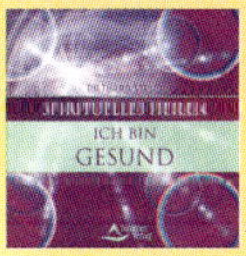

Ich bin gesund
ISBN 978-3-89767-292-5

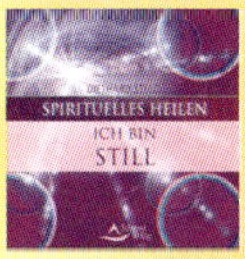

Ich bin still
ISBN 978-3-89767-293-2

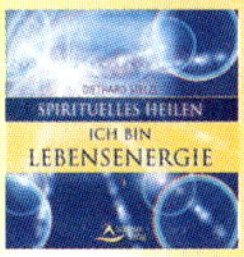

Ich bin Lebensenergie
ISBN 978-3-89767-285-7

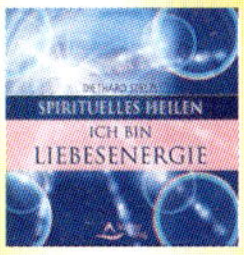

Ich bin Liebesenergie
ISBN 978-3-89767-286-4

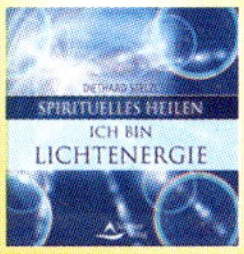

Ich bin Lichtenergie
ISBN 978-3-89767-287-1

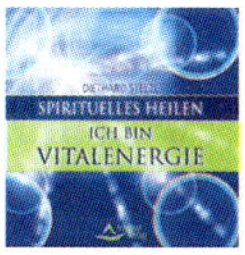

Ich bin Vitalenergie
ISBN 978-3-89767-288-8

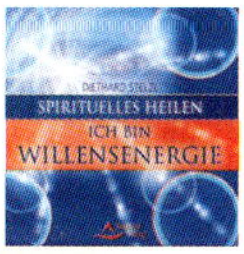

Ich bin Willensenergie
ISBN 978-3-89767-289-5

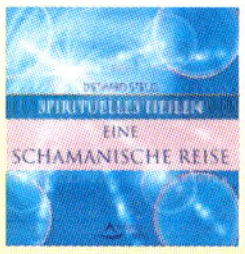

Eine schamanische Reise
ISBN 978-3-89767-284-0

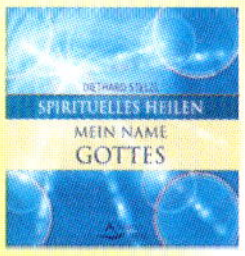

Mein Name Gottes
ISBN 978-3-89767-294-9

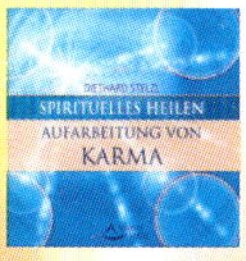

Aufarbeitung von Karma
ISBN 978-3-89767-295-6

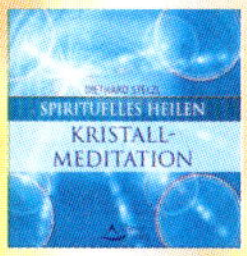

Kristallmeditation
ISBN 978-3-89767-296-3

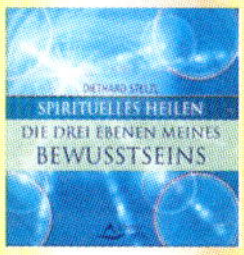

Die drei Ebenen meines Bewußtseins
ISBN 978-3-89767-297-0

Angewandte Informations-Methode

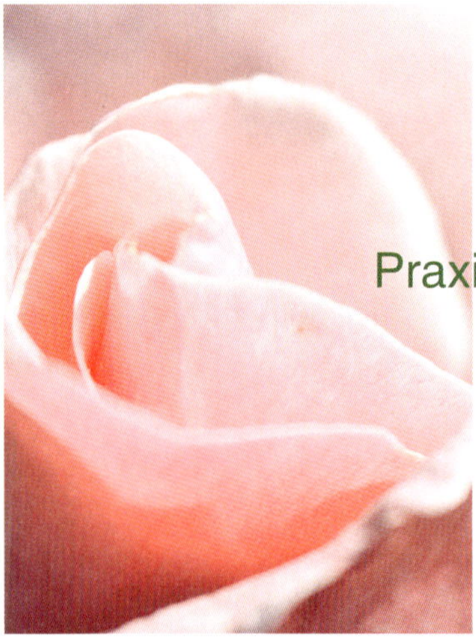

Psychotherapie

Praxisorientierte Neue Homöopathie

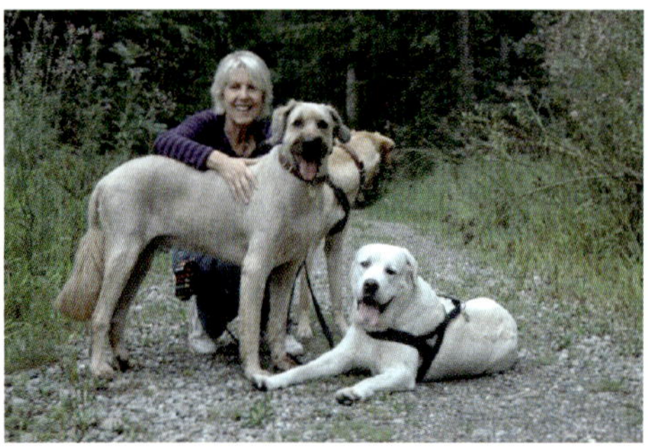

Ich bin in Zürich aufgewachsen, habe hier die Schulen besucht und nach einigen Lehr- und Wanderjahren an der Uni Zürich Ethnologie und Religionsgeschichte studiert. 1982 schloss ich das Studium mit dem Doktorat in afrikanischen Religionen ab.
1985 erhielt ich das Diplom vom C.G. Jung Institut in Küsnacht und arbeite seitdem als Psychologin/Psychotherapeutin in Zürich.

Als einer meiner Hunde krank wurde, stiess ich „zufällig" auf die Praxisorientierte Neue Homöopathie. Diese einfache, aber äusserst wirkungsvolle Methode hat mich so begeistert und überzeugt, dass ich mich intensiv damit beschäftigte und im Jahr 2002 den Ausbildungszyklus mit dem Diplom abschloss.

Die verschiedenen Erfahrungen und das Wissen, welches ich auf meinem Ausbildungsweg sammelte, habe ich zu einem neuen Ganzen verbunden und nenne meine Methode AIM (Angewandte Informations-Methode).

Ich freue mich, Ihnen mein Wissen zur Verfügung zu stellen oder in einem meiner Kurse an Sie weiter geben zu dürfen.

AIM

Angewandte Informations-Methode
(Praxisorientierte Neue Homöopathie)

… wirkt durch Energie und Information

AIM befasst sich damit, Informationen heilbringend, also als „Medizin“ im weitesten Sinn, einzusetzen um den aus der Harmonie bzw. aus dem Gleichgewicht geratenen Organismus wieder mit sich selbst in Einklang zu bringen.

AIM verbessert den Fluss der Lebensenergie und aktiviert die Selbstheilungskräfte

Menschen, Tiere wie auch Pflanzen stehen als biologische Systeme in ständiger Wechselwirkung mit ihrer Umwelt. So sind wir alle dauernd positiven und negativen Einflüssen anderer energetischer Systeme ausgesetzt. Verträgliche Schwingungsmuster fördern das Wohlbefinden und damit die Gesundheit, unverträgliche dagegen schaden und schwächen den Organismus und machen uns für Krankheiten anfällig.

… hilft bei Störungen und Belastungen

Störungen im Energiefluss werden mit dem Tensor ermittelt. So können die Abweichungen vom gesunden Fliessgleichgewicht festgestellt sowie auch die Blockaden und die durch sie verusachten Störfelder erkannt werden.

AIM verwendet als Energie-Information geometrische Zeichen und Symbole

Anhand der Testergebnisse werden geometrische Zeichen mit definierten energetischen Eigen¬schaften zum Beispiel auf eine ausgetestete Körperstelle oder auf einen Akupunkturpunkt angebracht. Hier wirken sie harmonisierend auf die Energieströme, wobei sie die Selbstheilungskräfte aktivieren.

AIM vermittelt energetische Balance trotz zunehmender Belastung durch elektromagnetische Strahlungen

Die Belastung mit negativer Strahlung nimmt von Tag zu Tag zu: Bekannt sind vor allem elektromagnetische Strahlen wie Computer, Radio, Fernsehen, Fernsteuerungen, kabellose Telefone, Handys, Mobilfunkantennen, Radarüberwachung, Starkstromleitungen aber auch Wasseradern, Verwerfungen, etc.

... schafft durch ein ganzheitliches Konzept Ausgleich und Harmonie

Alle diese negativen Einflüsse bringen das biologische System aus dem Gleichgewicht und können die Gesundheit angreifen.
Schlafstörungen, häufige Kopfschmerzen, Migräneanfälle, Nervosität, Allergien und vieles mehr können Folgen solcher Belastungen sein.

AIM erfasst auch das Umfeld und die Lebensbedingungen

In der AIM werden Umfeld und Lebensbedingungen in die Untersuchung miteinbezogen. Schlaf- und Arbeitsplatz, Ernährung, Kleidung, Körperpflege können schlecht verträgliche Wirkungen entfalten. Mit einfachen Mitteln schafft AIM Ausgleich und Harmonie.
AIM hat den Abbau von Schmerzen zum Ziel, unterstützt die Selbstheilung und schafft trotz umweltbedingter Einflüsse Wohlbefinden

Kurse:

AIM ist ein ganzheitlicher, einfacher und wirkungsvoller Heilansatz für den Alltagsgebrauch – eine energetische Hausapotheke für Mensch, Tier und Umwelt. Sie eignet sich nicht nur für professionelle Therapeuten, sondern ermöglicht es jedem von uns, selbstverantwortlich für die eigene Gesundheit zu sorgen und sich selbst zu helfen, besonders in Akutfällen und bei Schmerzen.

Basis 1

- Umgang mit der Einhandrute (Tensor)
- Schwingungen und geometrische Zeichen
- Heilkraft von Wasser
- Narben
- Erdstrahlen und Elektrosmog

In diesem Seminar werden die Grundkenntnisse zum Gebrauch der Einhandrute (Tensor) vermittelt. Wir lernen spielerisch und anhand vieler praktischer Beispiele den Rutenausschlag zu interpretieren und spezifischen geometrischen Zeichen zuzuordnen.
Auch werden wir einen Blick auf die biophysikalischen Hintergründe werfen, um die Eigenschaften der elektromagnetischen Wellen zu studieren, welche die Basis unserer Arbeit darstellen.

Basis 2 - Energie-Balance
- Zahnmeridian
- Wirbelsäule und Organmeridian
- Phobien

Ziel dieses Wochenendes ist es die Energie-Balance zu beherrschen. Das ist ein Testvorgang, bei dem die Meridiane aus der Chinesischen Medizin benützt werden. Wir machen uns ein Bild über den energetischen Zustand eines Menschen oder eines Tieres. Darauf aufbauend regen wir mit speziellen geometrischen Zeichen einen Ausgleich in dessen Energie-Haushalt an.
Am Zahnmeridian lernen wir Zahnstörfelder erkennen. Der Einfluss unserer Zähne auf den Gesamtorganismus ist nicht zu unterschätzen.
Phobien blockieren unsere Lebensenergie. Mit einfacher Klopftechnik können wir diese lösen und den Menschen von seiner krankmachenden Angst befreien.

Aufbau-Seminar A - Allergien erkennen und umschreiben
- Mykosenlehre – Enderlein und Haefeli
- Amalgam/Schwermetalle testen und ausleiten

Eine Allergie ist eine Überreaktion des Immunsystems auf einen üblicherweise für unseren Körper harmlosen oder sogar „guten“ Stoff, wie z.B. Pollen, Milch oder Weizen. Diese Fehlinformation in un¬serem Gehirn kann durch Übertragen der Information mit Umkehrzeichen auf Wasser oder mittels einer Klopftechnik leicht und dauerhaft gelöscht werden.
Mykosen (Pilze) im Übermass zu haben, belastet den Organismus. Wir lernen, einzelne Mykosen zu erkennen und auf sanfte Art in Schach zu halten.
Ursache von vielen verschiedenen Beschwerden kann auch eine Schwermetallbelastung sein. Oft sind – selbst lange nach einer Amalgamentfernung – noch Spuren davon im Körper, vor allem im Nervensystem.
Durch die richtige, auf Wasser übertragene Information und mit Hilfe passender Nahrungsergänzungsmittel kann die Schwermetallausleitung rasch und ohne Nebenwirkungen erfolgen.

Aufbau-Seminar B - Töne und Rhythmen heilend einsetzen
- Farben spüren und therapeutisch anwenden
- Glaubenssätze erkennen und umschreiben

An diesem Wochenende werden wir Musik und Farben einsetzen, um zu heilen.

Jeder Ton und jede Farbe hat eine eigene Frequenz. Diese Frequenzen werden individuell ausgetestet. Wir können sie benützen, um den Körper wieder in Einklang zu bringen:

Ein-Klang mit sich selbst und der Umwelt, dem Ganzen

Wir werden zudem unsere Glaubensmuster erkunden und „ungesunde" Glaubenssätze mit geometri¬schen Zeichen nach der Methode von O. Carl Simonton umschreiben.

Aufbau-Seminar C - Chakra-Harmonisierung

Zeichen und Symbole wirken nicht nur auf den physischen, sondern auch auf den feinstofflichen Körper. An diesem Wochenende lernen wir, unsere Chakras (Energiezentren) zu spüren und positiv zu beeinflussen, um unsere Selbstheilungskräfte zu beleben und körperliche und psychische Beschwerden zu lindern.

Aufbau-Seminar D - Schamanistisches Aurawedeln
- Psychomeridian

Die Aura, (Ausstrahlung bzw. das elektromagnetische Spannungsfeld von Menschen, Tieren und Pflanzen) umgibt den materiellen Körper wie eine Schutzhülle. Wir lernen in diesem Seminar Möglichkeiten kennen, um unsere Aura zu stärken und von negativen Einflüssen zu reinigen.
Der Psychomeridian zeigt uns auf, wo in der Vergangenheit der Auslöser eines Konfliktes (Krankheit) liegt und mit welchen Gefühlen er zu tun hat. Das Aufspüren eines psychischen Konflikts dient häufig als eine Art Initialzündung im Genesungsprozess.
Dieses Seminar ist zugleich Abschluss der Ausbildung. Die Kursteilnehmer präsentieren eigene Fälle, und stellen sie in der Runde zur Diskussion.

Spezialkurse für Tiere

Oft übernehmen Tiere die Beschwerden ihrer Menschenfreunde. In diesem Seminar nehmen wir – mit dem Tensor – Kontakt zum Tier auf. Mit Hilfe von Zeichen, Symbolen, Farben usw. wirken wir sowohl auf das Umfeld wie auch direkt auf den energetisch geschwächten Organismus ein.